奇奇小问号
人体奥秘

闫宝华 编著

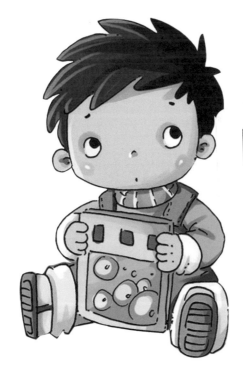

U0311924

浙江摄影出版社

全国百佳图书出版单位

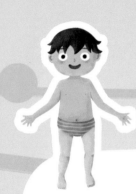

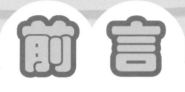

前言

　　孩子最爱问"为什么"。对于孩子们来说，这个世界有太多太多的现象让他们忍不住地去问大人们"为什么"：为什么太阳会每天升起，小蝌蚪为什么长得和妈妈不一样，为什么小汽车会行驶，为什么……这么多的为什么，家长未必都能一一回答。

　　鉴于此，我们组织有关专家精心编写了这套"奇奇小问号"丛书，通过主人公"奇奇"可爱而天真的问题以及"妈妈"等人的巧妙回答，帮助家长更好地回答孩子形形色色的问题，丰富孩子的知识，使家长和孩子在共同阅读中体会知识的乐趣，增进彼此的亲情。

　　本丛书包括《空中精灵》《水下世界》《陆地王国》《奇幻星空》《神奇科技》《身边科学》以及《人体奥秘》7本，精选当今孩子们最感兴趣、最想知道的科学技术知识。而且，每一个问题都设置了一个明确的答案及相关的"迷你资料库""小小观察站"等栏目。书中浅显易懂的语言和叙述手法以及生动活泼的彩色插图，很好地诠释了知识王国的美丽，极大地调动了孩子们探索世界的兴趣。

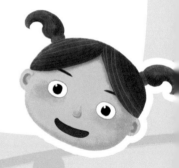

目录 Contents

我们的身体是怎样组成的？ / 1

小孩的骨头跟大人一样多吗？ / 2

人的身体是左右对称的吗？ / 3

手指为什么比脚趾长？ / 4

为什么皮肤上会起鸡皮疙瘩？ / 5

为什么人的皮肤的颜色不同？ / 6

为什么皮肤会被晒黑？ / 7

老年人为什么会有皱纹？ / 8

人的头发有什么用处？ / 9

人身上为什么会长痣？ / 10

剪指甲时会痛吗？ / 11

人的头发为什么会卷曲？ / 12

为什么有的人睡觉会磨牙？ / 13

为什么小孩子会尿床？ / 14

眼睛为什么能看见东西？ / 15

眼睛为什么长在头的前面？ / 16

人的眼球怕冷吗？ / 17

人为什么总眨眼？ / 18

眼泪是从哪里来的？ / 19

眼圈为什么会发黑？ / 20

我的眼睛怎么被粘住了？ / 21

人为什么会打喷嚏？ / 22

鼻子里为什么会有鼻涕？ / 23

舌头为什么能尝出味道？ / 24

牙齿是实心的石头吗？ / 25

小孩的牙齿为什么会脱落？ / 26

人的嘴唇为什么是红色的？ / 27

爸爸妈妈的声音为什么不同？ / 28

耳朵会动是不正常吗？ / 29

为什么坐着睡觉不好？ / 30

人为什么要呼吸？ / 31

为什么说人体是一个磁场？ / 32

人的血液为什么是红的？ / 33

油炸食物为什么不好消化？ / 34

为什么有时人会被呛着？ / 35

肚子饿时为什么会咕咕叫？ / 36

大便为什么是黄色的？ / 37

人体内的气体是从哪儿来的？ / 38

腿长时间被压为什么会发麻？ / 39

人为什么会有肚脐？ / 40

蹲久了站起来为什么会头晕？ / 41

运动时为什么心脏跳得很快？ / 42

目录 Contents

人为什么热了会出汗？ / 43

爬山之后为什么会又累又困？ / 44

被蚊子咬了为什么又红又痒？ / 45

摔伤后，皮肤为什么会青？ / 46

为什么伤口碰到盐会痛？ / 47

看见好吃的为什么会流口水？ / 48

人为什么要睡觉？ / 49

人为什么会做梦？ / 50

为什么劳动时手上会起泡？ / 51

鼻子为什么能闻到气味？ / 52

这是我的声音吗？ / 53

"十聋九哑"的说法正确吗？ / 54

为什么受到惊吓会脸色发白？ / 55

人害羞时为什么会脸红？ / 56

为什么我们站在高处会害怕？ / 57

旅途中人为什么会水土不服？ / 58

为什么司机不会晕车？ / 59

阑尾是没用的器官吗？ / 60

左撇子是怎么回事？ / 61

人的器官可以再生吗？ / 62

人生病时为什么要化验血和尿？ / 63

一个人不吃不喝能够活多久？ / 64

人类也可以克隆自己吗？ / 65

吃鱼子会让小孩子变笨吗？ / 66

为什么转圈会让人头晕？ / 67

人的大拇指为什么只有两节？ / 68

我是从哪里来的？ / 69

胎儿在妈妈肚子里怎么生活？ / 70

为什么会有双胞胎？ / 71

孩子为什么长得像父母？ / 72

人为什么会有男有女？ / 73

为什么大多数的妈妈比爸爸矮？ / 74

爸爸为什么会长胡子？ / 75

我们的身体是怎样组成的？

邻居家的妹妹抱着布娃娃来奇奇家玩，那个布娃娃可漂亮了。奇奇的妈妈指着布娃娃说："这个布娃娃就像一个人，我们来看看人的身体都是由哪些部分组成的。"

妈妈一边指点一边说："你们看，人的身体是由头、颈（也就是脖子）、躯干和四肢四个部分组成的。"

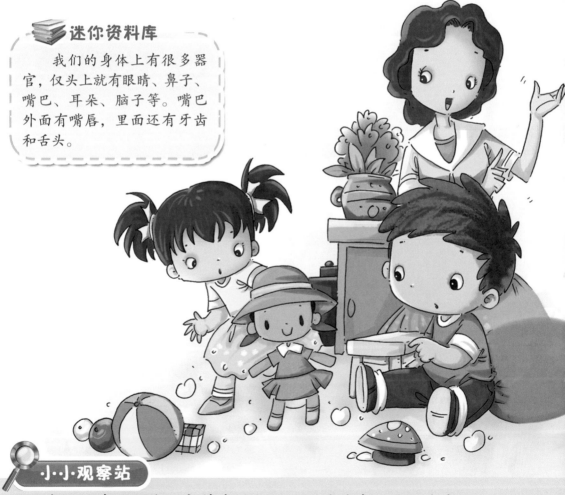

迷你资料库

我们的身体上有很多器官，仅头上就有眼睛、鼻子、嘴巴、耳朵、脑子等。嘴巴外面有嘴唇，里面还有牙齿和舌头。

小小观察站

我们的身体好像一部精密的仪器。人要健康、方便地生活，任何一部分都是不可缺少的。

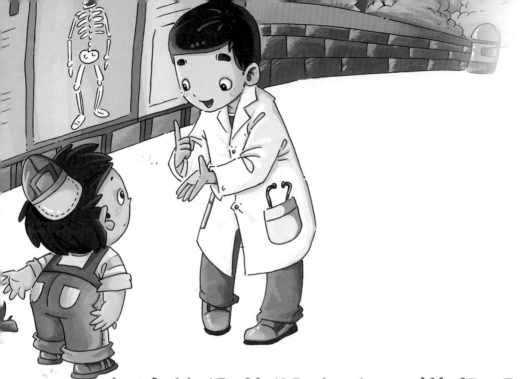

小孩的骨头跟大人一样多吗？

　　奇奇在医院的宣传栏里看到了一幅人体骨骼的图片，医生告诉他，人的身体里有好多骨头。奇奇想知道："每个人身体里的骨头都一样多吗？我的骨头跟爸爸妈妈的一样多吗？"

　　医生告诉奇奇："儿童的骨头比成年人的骨头多11～12块，成年人的骨头共有206块，儿童有217～218块，在生长过程中，有一些骨头会慢慢合成一块。"医生还说："初生婴儿的骨头多达305块呢！"

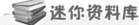 **迷你资料库**

　　人体的骨头分为头颅骨、躯干骨、上肢骨、下肢骨四个部分。

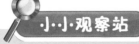 小小观察站

　　人体的每一块骨头都由骨膜、骨质和骨髓组成。

人的身体是左右对称的吗?

美术课上,老师教小朋友们画笑脸。画着画着,奇奇发现了一个问题:"老师,人脸两边是不是完全对称的啊?"

老师解释说:"乍一看,人的左半边身体和右半边身体好像是完全对称的,也就是说这一侧好像是那一侧的影子。但是事实上,人的身体左右两侧并不是绝对对称的。比如我们的两只眼睛,大小并不一样。还有,人的两只胳膊和两条腿,粗细也不一样。"

迷你资料库

如果从人体内部脏器来看,左右两侧差别就更大了。右侧有一个肝脏,左侧却是一个脾脏。最明显的是心脏,它并不位于身体的正中。人体的心脏位于胸腔中部偏左的位置。

小小观察站

经常用左侧胳膊或左腿的人,左胳膊或左腿总是比右边的粗;常用右侧胳膊或右腿的人,则右侧的粗一些。

手指为什么比脚趾长？

奇奇上完钢琴课，回到家里认真地练习。他的手指在黑白键上跳动着，弹奏出优美的旋律。他自豪地看着自己的手，脑子里冒出一个问题："为什么人的脚趾就没有那么长呢？"

刚好表姐来了，奇奇就向表姐提问。表姐告诉他："至少400万年前，人类就开始直立行走，脚主要用来走路，而手用来拿东西。慢慢地，脚趾因为不经常使用而退化了，手指经常用，逐渐变得发达和修长。"

迷你资料库

有的孩子习惯吮吸自己的手指。其实，小孩子吮吸手指是对母乳的依恋，一般两三岁后，孩子吮吸手指的行为就消失了。

小小观察站

有的人失去了双臂以后，学会用脚来干健全的人用手干的事。这并不是因为他们的脚趾特别灵活，而是他们坚持练习的结果。

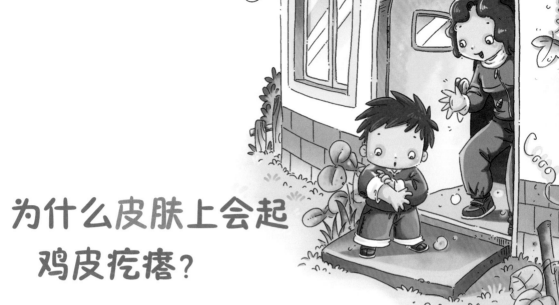

为什么皮肤上会起鸡皮疙瘩？

　　深秋的一天，外面风很大，刚从屋里走出来，奇奇起了一身"鸡皮疙瘩"。奇奇吓得大叫起来："妈妈，这是怎么了？"

　　妈妈把奇奇领进屋，边加衣服边说："人的皮肤除了保护内部器官和排泄汗液外，还可以调节和保持体温。当皮肤受到寒冷等刺激时，皮肤下面的感觉细胞会立即通知大脑，大脑迅速做出反应，使皮肤的汗毛下的肌肉收缩。这时，汗毛竖立，皮肤表面变得很紧密，形成一层'保护墙'，阻止体内的热量散失。皮肤表面就有一层'鸡皮疙瘩'。"

迷你资料库

　　起"鸡皮疙瘩"对浑身长毛的动物来说，有明显的自我保护功能。这些动物遇冷则软毛竖立起来，蓬松的体毛能更好地保暖防寒。

小小观察站

　　人的皮肤不仅遇冷会起鸡皮疙瘩，有时听到刺耳的声音或者看到恐怖的事情，身上也会起一层鸡皮疙瘩。

为什么人的皮肤的颜色不同？

幼儿园老师带小朋友们去公园玩，一群外国人刚好走过来，奇奇惊奇地发现，外国人和自己长得不一样。他们有的是黄头发，蓝眼睛，皮肤很白；有的牙齿很白，可皮肤却很黑。奇奇问老师："为什么人的皮肤颜色会不一样呢？"

老师告诉他："人的肤色通常可分为黑、黄、棕、白四种，这是由人种的遗传基因决定的。肤色受到遗传因素中皮肤的厚度、穿行皮肤的血管和色素等因素影响。其中色素尤其重要，它是形成皮肤色泽的有色物质，而色素中最重要的是黑色素。"

迷你资料库

我国占人口大多数的是黄种人。新疆的一些少数民族是白种人或黄白混血种人。

小小观察站

白色人种肤色多呈浅白色，黄色人种肤色多呈黄色或黄白色，黑色人种肤色多呈黑色或黑褐色，棕色人种很少。

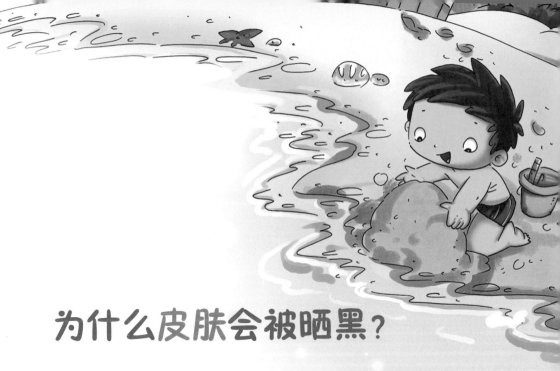

为什么皮肤会被晒黑？

　　暑假，妈妈带奇奇到海边度假。从海边回来之后，爷爷奶奶说奇奇和妈妈全都晒黑了。奇奇不明白，为什么太阳晒过之后，人的皮肤会变黑？

　　妈妈告诉奇奇："阳光照射时，紫外线能够穿透我们的皮肤，这时皮肤细胞里的黑色素开始活动，它们扩散到细胞中的各个角落，形成一层保护膜，阻止紫外线进入。太阳晒过后皮肤会变黑，是因为黑色素扩散了。"

📚 迷你资料库

　　皮肤中黑色素含量的多少，决定了皮肤的不同颜色。也就是说，人体皮肤中黑色素的含量高，人的皮肤色泽就呈现为黑黄；黑色素含量低，皮肤就白皙。

🔍 小·小·观察站

　　在强烈的阳光下活动，我们应该采取防晒措施，包括戴遮阳帽、事先在皮肤上涂抹防晒霜等。

老年人为什么会有皱纹？

圣诞节到了，电视里正在播放圣诞节目。奇奇看到，圣诞老人背着袋子来送礼物，他慈祥又亲切的脸上堆满了一条条皱纹。奇奇摸摸自己的脸蛋，又看看爸爸的脸，想不明白为什么老人脸上会有那么多皱纹。

爸爸告诉奇奇："老年人新陈代谢缓慢，死亡的细胞多于新产生的细胞，同时，皮肤中所含的水分也在减小，皮肤变得干燥松弛，弹性减小了，因此形成了皱纹。"

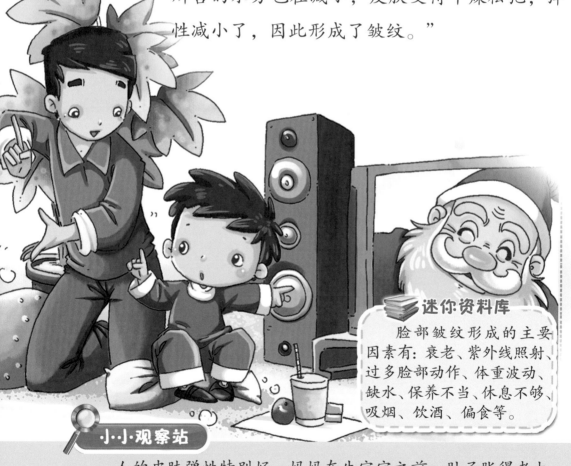

迷你资料库

脸部皱纹形成的主要因素有：衰老、紫外线照射、过多脸部动作、体重波动、缺水、保养不当、休息不够、吸烟、饮酒、偏食等。

小小观察站

人的皮肤弹性特别好。妈妈在生宝宝之前，肚子胀得老大，可是生下宝宝之后，妈妈的肚子又很快缩回到和以前一样大小。

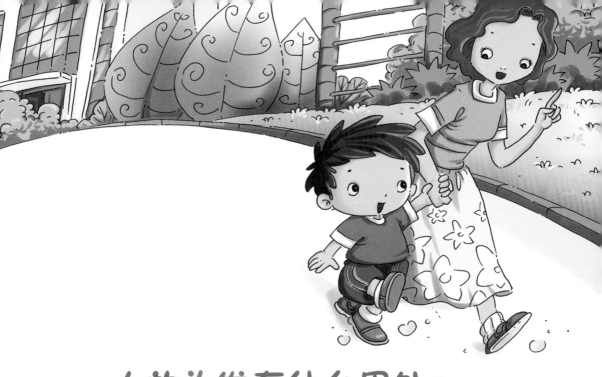

人的头发有什么用处？

妈妈带奇奇去理发。去理发馆的路上，奇奇问妈妈："我的头发有什么用呢？"

妈妈告诉奇奇："头发长在头顶，除了有美观的作用之外，还有许多其他功能：夏天像一把伞，可以遮阳；冬天像一床棉被，可以御寒；又像海绵一样有缓冲作用，可抵挡轻微的碰撞，减轻对头部的伤害；还可以帮助身体散热。"

📚 **迷你资料库**

黄色人种的头发大约有10万根，平均每天会掉50～100根。女人头发的寿命一般为6～7年，男人则是3年左右。

🔍 **小小观察站**

人的头发一般一天长0.27～0.4毫米，如果让头发不停地生长而且不去修剪的话，一般长到50～60厘米就会停止生长，不过也有特例，有的人的头发甚至长到了3米以上。

人身上为什么会长痣？

　　有一天，妈妈发现奇奇在卫生间里使劲地洗手，洗了很长时间。妈妈奇怪地问："你的手怎么了，洗这么久？"奇奇说："我发现这里有一个黑点儿，怎么也洗不掉。"妈妈一看，说："哟，什么时候长了一颗黑痣？"

　　妈妈告诉奇奇："痣是皮肤上色素异常的表现，可能是出生就有，也可能是后天生长的。健康人身上通常有15～20颗痣，它们基本无害。可是，如果你不停地刺激它、抠它，它就有可能突然长大，那样就不好了。"

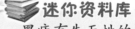

迷你资料库

　　黑痣有先天性的和后天性的，后天性的痣一般在人1岁左右到20岁之间生长。当痣突然出现变黑、增大、发炎、破溃、出血或疼痛等症状时，应该及时到医院治疗。

小小观察站

　　血管痣大多是大红、紫红或暗红的颜色。

剪指甲时会痛吗？

妈妈叫奇奇来吃点心，奇奇刚要伸手拿点心，妈妈发现他的指甲又长又脏。"等一下，剪完指甲洗洗手再吃。"奇奇说："不，我怕疼，剪刀剪到指甲多疼呀！"

妈妈说："剪指甲的时候人是不会觉得疼的。人们有时会感到疼，那是由于受到刺激的神经系统给大脑输送了疼痛的信号。指甲里没有血管，也没有神经，所以，剪指甲的时候我们一点都不疼。来，我们试一试。"说着，妈妈给奇奇剪了一下，原来真的一点也不疼。

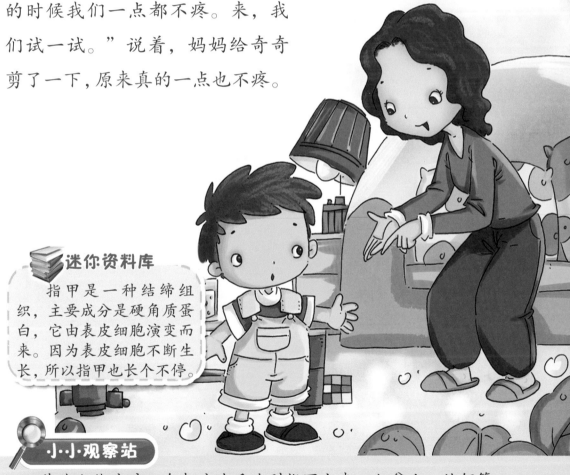

📚 迷你资料库

指甲是一种结缔组织，主要成分是硬角质蛋白，它由表皮细胞演变而来。因为表皮细胞不断生长，所以指甲也长个不停。

🔍 小小观察站

某些人体疾病，会相应地反映到指甲上来，如贫血、缺钙等。指甲的颜色及形状是不是正常，可以辅助了解一个人的健康状况。

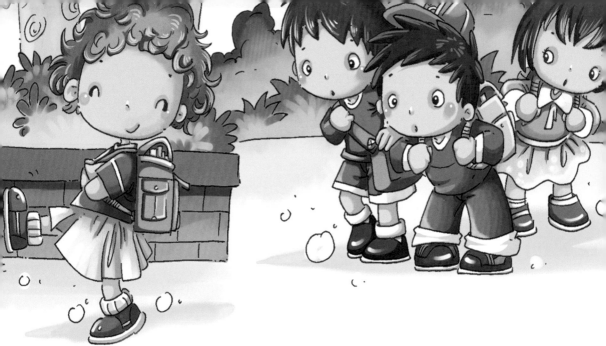

人的头发为什么会卷曲？

　　奇奇班上转来一个新同学，这个小朋友的头发跟别的小朋友不一样，弯弯曲曲的。奇奇想：妈妈曾经到美发店里烫头发，烫完就是这个样子。这个小朋友也烫头发了吗？妈妈来接奇奇的时候，奇奇把疑惑告诉了妈妈。

　　妈妈说："这个小朋友有可能是天生的卷发。这是遗传的，跟人的基因有关，你不信问问她，她应该有一位家人也是天生的卷发。"

迷你资料库

　　头发乌黑是因为头发里含有一种黑色素，黑色素含量越多，头发的颜色就越黑；反之，黑色素含量越少，头发的颜色就越淡。

小小观察站

　　头发有它自己的寿命，生长到一定时间，它就会自然脱落。这是一种正常现象，任何人都会发生，而且经常发生。

为什么有的人睡觉会磨牙？

一天，奇奇的好朋友乐乐因家里有事，住在奇奇家。晚上，两个好朋友睡在一起。到了半夜，奇奇被一种奇怪的声音吵醒，仔细一听，声音是熟睡的乐乐发出来的，乐乐在"咯吱、咯吱"地磨牙齿。奇奇以为乐乐饿了，急忙叫醒妈妈。

妈妈说："乐乐不是饿了，而是因为身体有点问题。磨牙的原因基本上有三种：第一是身体里有寄生虫；第二是患了牙周炎；第三就是情绪不稳定，太紧张了。我估计，乐乐是肚子里有蛔虫了。"

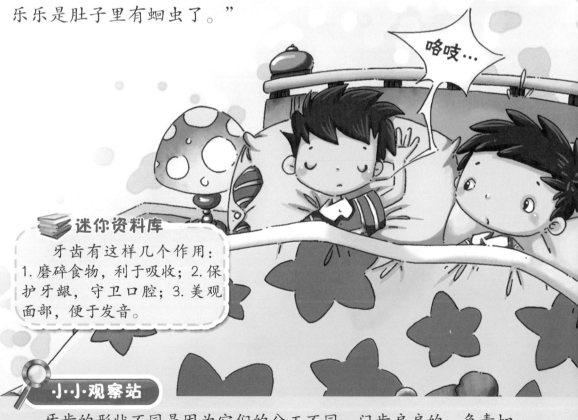

咯吱…

迷你资料库

牙齿有这样几个作用：1.磨碎食物，利于吸收；2.保护牙龈，守卫口腔；3.美观面部，便于发音。

小小观察站

牙齿的形状不同是因为它们的分工不同。门齿扁扁的，负责切断食物；犬牙尖尖的，负责撕碎食物；臼齿很圆，任务是磨碎食物。

为什么小孩子会尿床？

六一儿童节，妈妈带奇奇到儿童乐园玩了一整天。回家吃完晚饭，奇奇又喝了一大杯水，然后就洗澡睡觉了。这一夜，奇奇睡得很沉，他梦见自己掉进了水里，等到第二天早上醒来才发现自己尿床了。

奇奇很不好意思，妈妈安慰他说："没关系，你昨天太累了，睡前又喝了太多的水，夜里想尿尿的时候没能醒过来。很多小孩子都会尿床，原因有很多，主要是因为小孩神经系统发育不完善，尤其是累的时候更容易尿床。"

迷你资料库

尿床并非小孩的错。7岁儿童约有10%是夜遗尿患者，10岁的约有5%，而18岁以上的成人约有1%。引起夜遗尿的确切原因尚不清楚，夜遗尿是多种因素综合造成的。

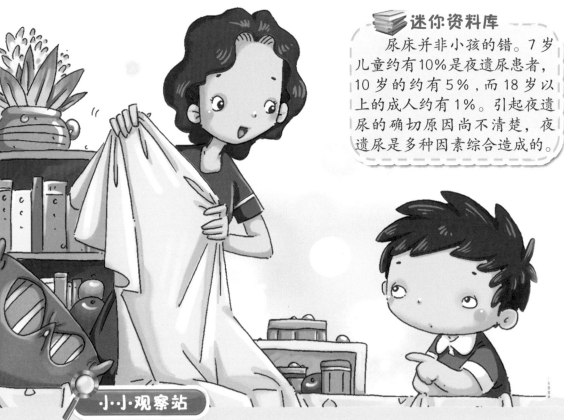

小小观察站

儿童3岁前尿床属于正常的现象，5岁时年内尿床1～2次也属于正常的现象，但是如果每周都发生尿床就属于不正常，应该找出原因。

眼睛为什么能看见东西？

老师教小朋友唱一首儿歌："在洁白的纸上，我画下一双眼睛，这双眼睛充满了阳光、充满了星星、充满了鲜花……"奇奇想：每天我睁开眼睛，就能看见周围的一切，可是，眼睛为什么能看见东西呢？

爸爸告诉奇奇："我们的眼睛内有一层叫视网膜的东西，上面有许多光感受器细胞，能够感受光的刺激。物体上的光线透过眼球，会在视网膜上成一个倒立的图像，而视网膜上的光感受器细胞受到光线的刺激后，由视觉神经传送到大脑，就形成了视觉，我们就看见东西了。"

📚 **迷你资料库**

有些幼儿由于大脑发育尚不成熟，调节能力较弱，他们看书画时，常会把书画倒着拿。

🔍 **小小观察站**

眼球的作用相当于一个凸透镜，成像是反的，物体在视网膜上的成像全部是颠倒的，但通过大脑的调节，我们看到的仍然是正的。

眼睛为什么长在头的前面？

奇奇和爸爸妈妈去水族馆参观。奇奇发现，鱼的眼睛都长在头的两边，而人的眼睛怎么都长在头的前面呢？

爸爸告诉他："这是长期进化而来的。人的眼睛长在头的正前方，是因为人的脚适合向前迈步，见到障碍就躲开、绕行。人的双手也习惯在前面做事，做事的时候需要眼睛的帮助。"

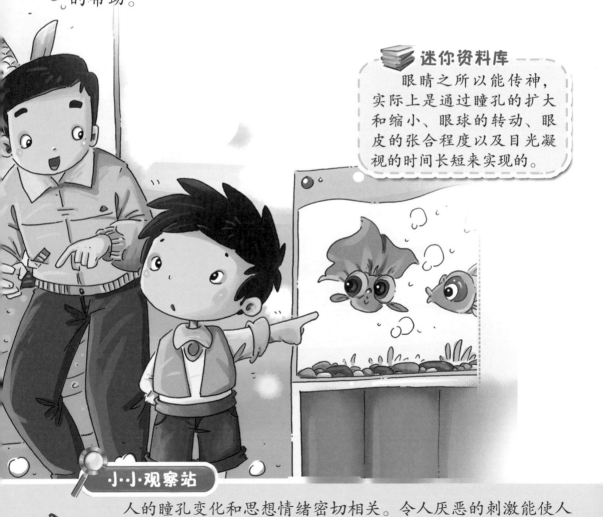

迷你资料库

眼睛之所以能传神，实际上是通过瞳孔的扩大和缩小、眼球的转动、眼皮的张合程度以及目光凝视的时间长短来实现的。

小小观察站

人的瞳孔变化和思想情绪密切相关。令人厌恶的刺激能使人的瞳孔收缩，令人欣喜的刺激能使人的瞳孔扩大。

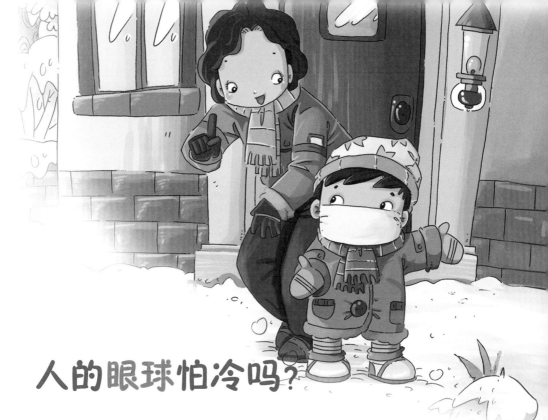

人的眼球怕冷吗?

下雪了，外面很冷，妈妈给奇奇穿上了厚厚的棉衣，又戴上围巾、帽子和口罩。现在只有眼睛露在了外面。奇奇嚷起来："妈妈，我的眼球会冷的!"

妈妈听到笑了："眼球会怕冷吗？不会的！眼球上只有管触觉和痛觉的神经，却没有管冷热感觉的神经。另外，眼球的角膜上没有血管，散热也比较慢。所以，眼球不会怕冷。"

迷你资料库

有色人种如黄种人、黑种人，虹膜中色素含量多，所以眼球看上去是黑的；白色人种虹膜中色素含量少，眼球呈蓝色或灰色。

小小观察站

当灰尘钻进我们的眼睛时，用手揉会把手上的细菌带进眼睛里。如果灰尘进了眼里，一揉就更不容易出来了，有时还会弄伤眼睛。

人为什么总眨眼？

奇奇家里有一只猫，奇奇发现猫很少眨眼睛，可自己的眼睛总是眨啊眨的。他以为是自己的眼睛出了问题，急忙跑去问妈妈："为什么我的眼睛总是在眨呢？"

妈妈告诉他："眨眼睛是眼睛的自我保护。因为眼球需要时常保持湿润，眨动眼睛时，眼皮就能把泪液均匀地涂在眼球上，使眼球灵活地转动，同时还可以将钻入眼睛的灰尘冲刷掉。"

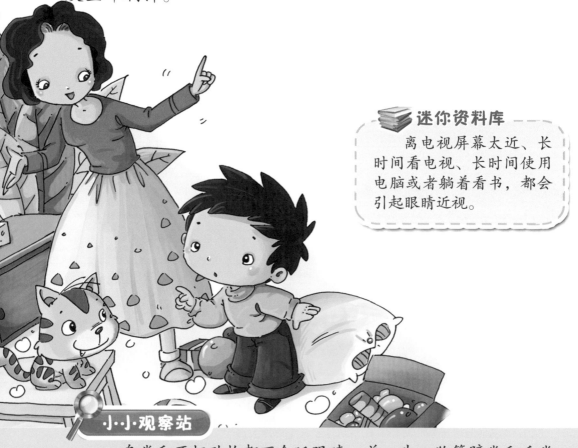

📚 **迷你资料库**

　　离电视屏幕太近、长时间看电视、长时间使用电脑或者躺着看书，都会引起眼睛近视。

🔍 **小小观察站**

　　鸟类和两栖动物都不会眨眼睛；羊、牛、狗等蹄类和爪类动物只能很慢地眨眼；猿猴类动物眨眼的速度也比人慢得多。

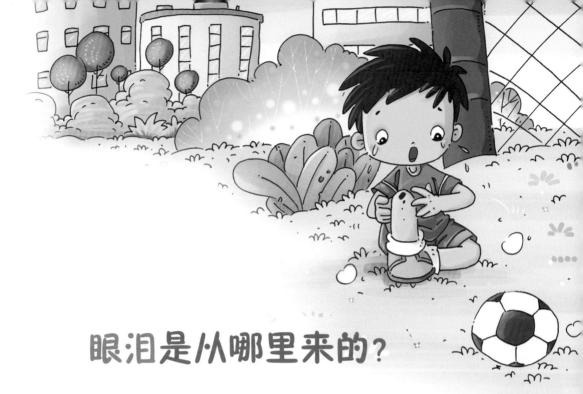

眼泪是从哪里来的？

奇奇摔了个大跟头，腿磕破了一大块，疼得他眼泪就像断线的珍珠一样往下掉。事过之后，奇奇感到很奇怪，这么多的眼泪是从哪里来的呢？难道眼睛里有个可以开关的水龙头吗？

爸爸告诉奇奇："眼泪来自泪腺，泪腺开口在内眼角，哭的时候就会流下来。泪液是一种透明的液体，因为里面含有盐，所以有点咸。"

迷你资料库

眼泪里有杀菌的酶，能够保护眼睛不受感染。人在眨眼时把泪液涂到眼睛的各个部分，使眼睛保持湿润。人哭泣的时候，眼泪从眼睛内角流入泪囊，再从泪囊流入鼻泪管，进入鼻腔，所以人会鼻涕眼泪一起流。

小小观察站

当葱头被切开时，有一种物质挥发到空气中，人眼睛中的泪腺受到这种物质的刺激，分泌出泪液，人就流出了眼泪。

眼圈为什么会发黑？

最近几天，爸爸工作很忙，经常加班，奇奇发现爸爸眼睛周围黑黑的，他问："爸爸，你是不是忙得没洗脸？怎么眼睛周围都黑了！"妈妈说："你爸爸想当国宝大熊猫了！"

爸爸给奇奇解释了原因："爸爸是有黑眼圈了。除了遗传因素外，黑眼圈属于一种病态。睡眠不足、疲劳过度，使眼睑一直处于紧张收缩状态，得不到休息，就会引起眼圈皮下组织淤血，留下黯黑的阴影。身体不好、生病的时候，眼圈也会发黑。"

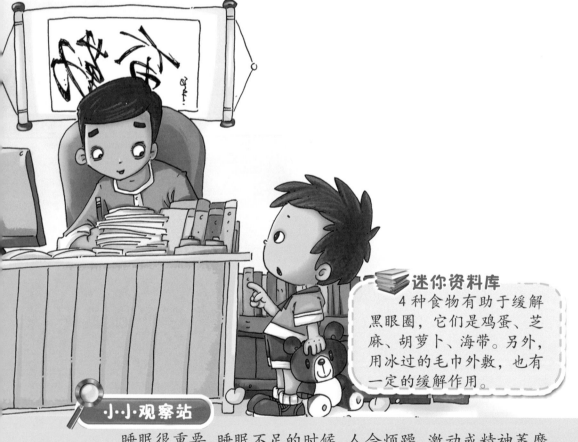

迷你资料库

4种食物有助于缓解黑眼圈，它们是鸡蛋、芝麻、胡萝卜、海带。另外，用冰过的毛巾外敷，也有一定的缓解作用。

小小观察站

睡眠很重要。睡眠不足的时候，人会烦躁、激动或精神萎靡，记忆力减退。长期缺少睡眠可能会导致幻觉。

我的眼睛怎么被粘住了？

闹钟响了，该起床了，可是奇奇的上眼皮和下眼皮就像是被粘住了，怎么也睁不开。奇奇大声喊："妈妈，我的眼睛睁不开了。"妈妈过来一看，说："一定是眼睛发炎了。眼睛发炎的时候，眼睑板里分泌的油脂比平时多，而且还有被白细胞杀死的病菌，全都堆积在了眼角上。"

妈妈用开水烫过的热毛巾帮奇奇把眼屎擦干净。奇奇的眼睛终于可以睁开了。妈妈带他去医院，医生开了一些消炎的药水。点了几天，奇奇的眼睛就完全好了。

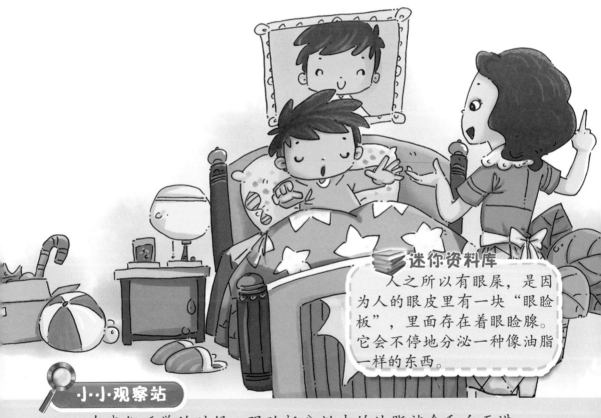

迷你资料库

人之所以有眼屎，是因为人的眼皮里有一块"眼睑板"，里面存在着眼睑腺。它会不停地分泌一种像油脂一样的东西。

小小观察站

在我们睡觉的时候，眼睑板分泌出的油脂就会和白天进入眼睛的灰尘、杂质等混在一起，形成眼屎。这是正常现象。

人为什么会打喷嚏？

奇奇和乐乐正在儿童乐园里玩。玩得正高兴的时候，奇奇忽然鼻子一痒，"阿……阿嚏！"打了一个大喷嚏。乐乐说："一定是有人想你了。我奶奶说，打喷嚏就是有人想你了。"回到家，奇奇问爸爸："刚才你是不是想我了？我都打喷嚏了！"

爸爸告诉奇奇："那种说法是没有科学依据的。打喷嚏是鼻腔受到刺激后的一种神经反射现象。当有刺激性的小颗粒落在鼻腔敏感的黏膜上时，那里的神经向大脑中枢神经发出信号，呼吸肌关闭气管并挤压胸部，当压力达到一定限度时，气管突然打开，肺里的空气冲出来，把异物从鼻孔和嘴里喷出去。"

阿嚏

迷你资料库

有人计算过，打喷嚏时喷出的空气速度可以达到每小时 100 千米，一颗小水珠最远可以喷出 4 米呢！

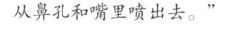
小小观察站

打喷嚏时喷出的小水珠中可能含有 4500～150000 个细菌，所以，打喷嚏的时候应该赶快避开别人，并用双手或手帕掩住口鼻。

鼻子里为什么会有鼻涕？

奇奇感冒了，鼻涕不断，他感到很烦躁。他问妈妈："人为什么会有鼻涕呢？没有这讨厌鬼就好了！"

妈妈说："人的鼻腔黏膜时刻都在分泌黏液，用来湿润鼻腔黏膜，湿润吸进的空气，也为了粘住随着空气吸入的粉尘和微生物，这种黏液就是鼻涕。正常情况下，这些鼻涕有的流向鼻后孔到咽部，有的蒸发或干结，一般不会从鼻腔里流出来。但是感冒的时候，鼻涕会从鼻腔里流出来，可以带走有菌的物质。"

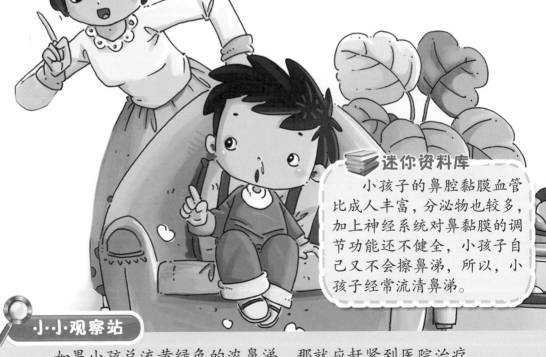

迷你资料库

小孩子的鼻腔黏膜血管比成人丰富，分泌物也较多，加上神经系统对鼻黏膜的调节功能还不健全，小孩子自己又不会擦鼻涕，所以，小孩子经常流清鼻涕。

小小观察站

如果小孩总流黄绿色的浓鼻涕，那就应赶紧到医院治疗。长期流脓样黄绿色鼻涕，可能患有副鼻窦炎。

舌头为什么能尝出味道？

春天来了，妈妈买回来新鲜的草莓。奇奇抓了一个放进嘴里，哇，又酸又甜！妈妈问奇奇："你知道你是怎么尝出酸和甜的味道的吗？"

妈妈给奇奇讲解："人能品尝出酸、甜、苦、辣等味道，是因为舌头上有味蕾，它们是味觉的感受器。人吃东西时，通过牙齿咀嚼、舌头和唾液的搅拌，味蕾受到刺激，将感受到的信息由味觉神经传送到大脑味觉中枢，人就品尝出了味道。"

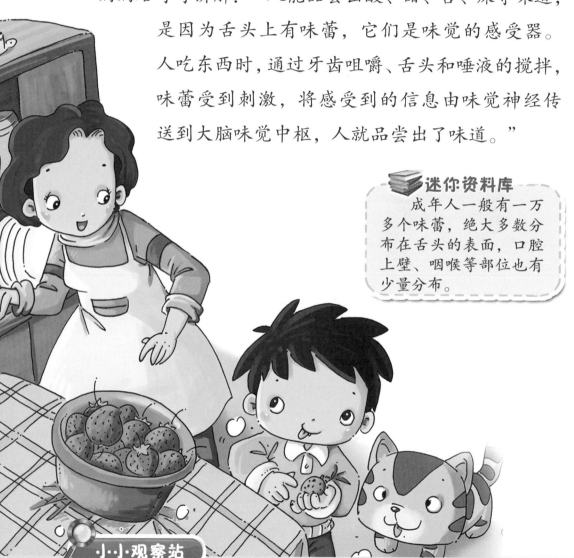

迷你资料库

成年人一般有一万多个味蕾，绝大多数分布在舌头的表面，口腔上壁、咽喉等部位也有少量分布。

小小观察站

在正常情况下，舌头的表面有一层薄薄的白色滑腻的舌苔。舌苔由脱落的角化上皮细胞、唾液、细菌、食物碎屑及渗出的白细胞等组成。

牙齿是实心的石头吗？

一天，奇奇去外公家做客。外公吃完饭，把假牙拿下来刷洗。奇奇很好奇，就问外公："我们的牙齿跟这个假牙一样吗？就像一块石头吗？"

外公告诉他："牙齿的结构可复杂了，它的外面是一层光亮坚硬的釉质，釉质里面就是牙本质、平骨质和牙髓腔，牙髓腔里有血管和神经。可不是你想象的小石头哦！"

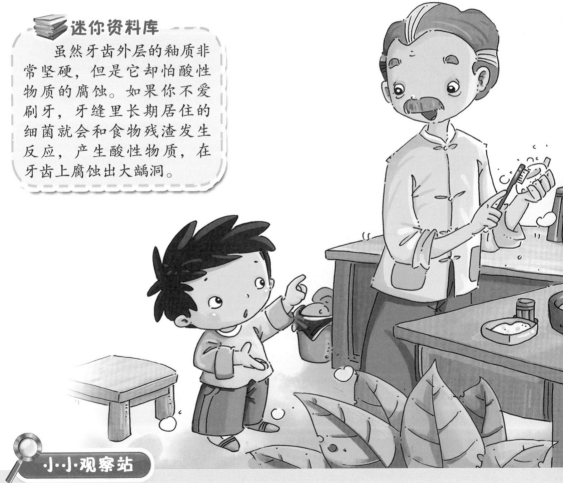

📚 迷你资料库

虽然牙齿外层的釉质非常坚硬，但是它却怕酸性物质的腐蚀。如果你不爱刷牙，牙缝里长期居住的细菌就会和食物残渣发生反应，产生酸性物质，在牙齿上腐蚀出大龋洞。

🔍 小小观察站

我们的牙齿分为牙冠、牙颈和牙根3个部分。牙冠是在口腔里我们能看到的部分，在牙槽里的是牙根，这两部分之间的就是牙颈。

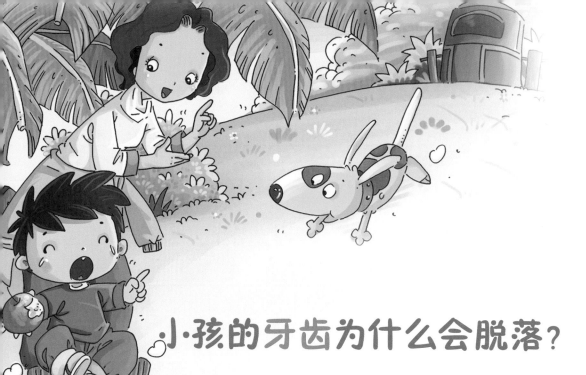

小·孩的牙齿为什么会脱落?

一天，奇奇正在啃苹果，忽然门牙被硌了一下，奇奇伸手一摸，那颗门牙摇摇晃晃地要掉下来了。他吓得大哭起来："妈妈，我的牙要掉了，我不能吃饭了！"

妈妈说："不要担心，你这是开始换牙了。人的一生共有两副牙齿，第一副牙齿是'乳牙'，第二副牙齿是'恒牙'。乳牙是人从出生到3岁左右生长的牙齿，这些牙齿在6~12岁会逐一脱落，然后长出恒牙。你的新牙很快就会长出来了。"

迷你资料库

人们把向外突出的上颌尖牙称为"虎牙"，有的人为了追求美观，急于把"虎牙"拔掉。其实，"虎牙"不能随便拔除，拔"虎牙"特别不利于口腔健康。

小·小·观察站

在幼儿牙齿的X光片上，人们发现，原来乳牙下面藏着恒牙，是恒牙把乳牙顶走的。

人的嘴唇为什么是红色的？

奇奇在画画儿，先画一个圆圆的脸庞，再画两只大大的眼睛、两条黑黑的眉毛，然后画一个红红的嘴唇。画着画着，奇奇思考起了一个问题："人的嘴唇为什么是红色的？"

妈妈告诉奇奇："人的嘴唇皮肤比较薄，皮肤下面布满了细密的微血管，这些微血管里流动的血液很容易透出颜色来，所以，嘴唇看上去是红色的。"

迷你资料库

成年女性经常在嘴唇上涂口红，使嘴唇更漂亮。但是，最美的还是自然的颜色。而且，口红里含有对小孩子身体有害的物质，所以小孩子不要涂口红。

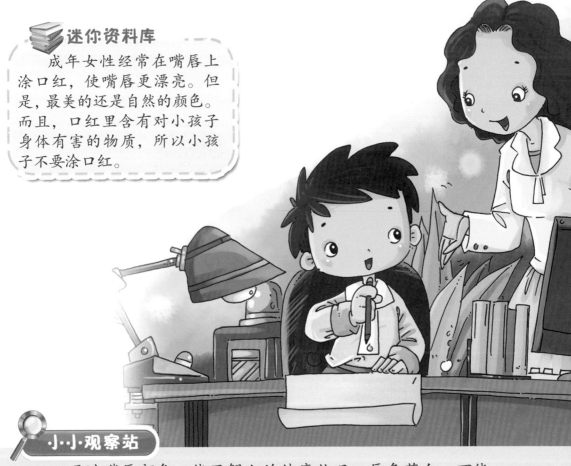

小小观察站

通过嘴唇颜色，能了解人的健康状况。唇色苍白，可能是贫血；唇色发紫，可能是缺氧或心脏有问题；唇色发黑，可能是消化道有问题。

爸爸妈妈的声音为什么不同？

爸爸妈妈陪奇奇看少儿频道的电视节目，节目中的歌曲全家都会唱。妈妈提议大家轮流唱歌。不唱不知道，一唱才发现，每个人的嗓音都不一样，妈妈的声音柔柔的，爸爸的声音低沉而有磁性。

爸爸解释说："声音不一样与人体的声带构造有关。成年男子的声带长而宽，长度一般在20~24毫米，所以发出的声音低而粗；成年女子的声带短而窄，只有15~18毫米，所以发出的声音高而细。就像琴弦一样，长而粗的琴弦，拨动后发出粗而低的声音，而细且短的琴弦，拨动后发出的是高而细的声音。"

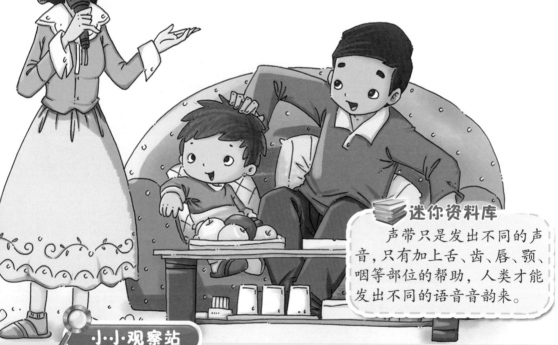

迷你资料库

声带只是发出不同的声音，只有加上舌、齿、唇、颚、咽等部位的帮助，人类才能发出不同的语音音韵来。

小小观察站

青春期前，男女声音差别不大。但青春期后，男孩的音调变得粗而低沉，女孩的音调变得高而尖细，这就是人们所说的变声。

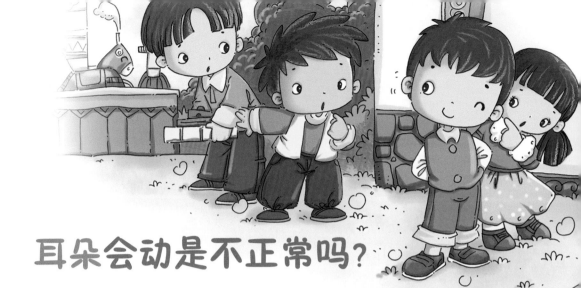

耳朵会动是不正常吗？

奇奇幼儿园里有一个同学，他的耳朵居然会一扇一扇地动，他经常表演给大家看。别的小朋友不管怎么模仿练习，耳朵都动不起来。奇奇问老师："耳朵会动是不是不正常啊？"

老师告诉同学们："人和动物一样，耳朵后部都有一块耳肌，在神经的支配下，这块耳肌可以动。但是，大多数人的耳肌都退化了，只有少数人通过遗传保留了耳肌的功能。"

迷你资料库

耳朵能帮助我们保持平衡。每个耳朵里都有3个充满了液体的半规管。当头部运动时，液体流动，感受器向大脑发送关于头部位置改变的信号。大脑于是发出指令，确保身体平衡。

小小观察站

有的人还遗传了这样一些功能，如舌头可以卷成一个小圈，拇指向手背弯曲可以和手掌成90度等。

为什么坐着睡觉不好？

一天早晨，奇奇发现爸爸坐在电脑桌前睡着了。奇奇以为那样睡觉很舒服，就说自己晚上也要坐着睡觉。

妈妈对奇奇说："小傻瓜，我们平常睡觉都是平卧，这样睡脑部供血供氧充足。坐着睡觉，流入大脑的血液就会减少，醒来时就会感觉头晕。坐着睡不但休息不好，反而会使身体更疲乏。爸爸是因为加班太累了，想趴一会儿，就睡着了。"

迷你资料库

大约有 60% 的人选择仰卧睡姿，这也是医生推荐的最佳睡姿，优点是不压迫身体内的脏腑器官，可这个姿势不适合打鼾和有呼吸道疾病的人。有 25% 的人在睡觉时会朝向右侧，这样就不会压迫心脏了。

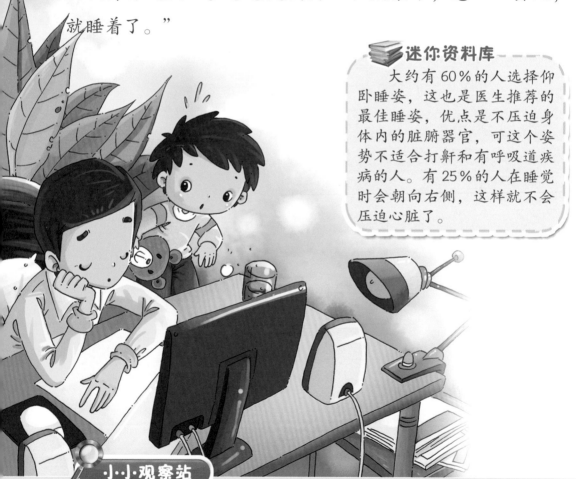

小小观察站

睡眠是生命必需的过程，也是健康不可缺少的部分。人的大脑在清醒状态下得不到任何休息，只有在睡眠状态下才能休息。

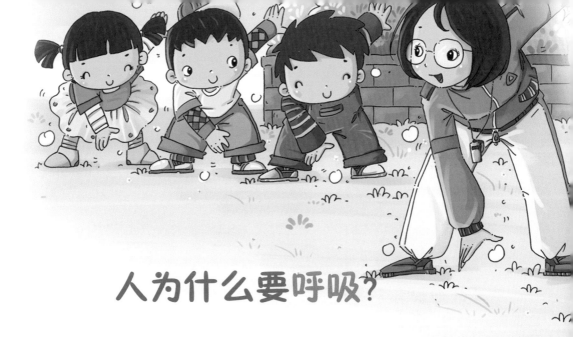

人为什么要呼吸?

幼儿园老师一边教小朋友做操一边说:"小朋友注意呼吸!"这时奇奇想,人为什么要呼吸?

老师说:"我们的身体就像一部精密复杂的机器,它的运转需要能量。人的能量来源于食物,人要从食物中获得营养物质,就要通过氧化分解过程来实现。氧化需要氧气,氧气在我们体内贮存量很少,仅够几分钟消耗。因此,获取营养所需要的氧,必须通过不停地呼吸从外界获得。同时,呼吸还要把氧化分解过程中产生的二氧化碳排出体外。所以我们不停地呼吸,才能保证人体的正常生命活动。"

迷你资料库

我们的大脑细胞如果缺氧6分钟左右,就会受到致命的损伤;我们的心脏如果缺氧十几分钟,就会停止跳动。因此,呼吸是一分一秒也不能停止的。

小小观察站

如果呼吸的氧气浓度过高,体内会形成过多的活性氧,会加快人的衰老。而且人呼吸的氧浓度过高,会引起氧中毒。

为什么说人体是一个磁场？

奇奇从电视上听到一个新闻，说人体是一个磁场，这可太奇怪了！奇奇听说过人体有心电、脑电，可没有听说人体有磁场。

爸爸告诉他："地球是一个巨大的磁场，以南北两极为中心，发出强大的磁力。人们处在这个磁场中，每时每刻都受着它的作用，并且相应形成人体自身磁场。据测定，人体胸前的磁场强度相当于地磁强度的百万分之一。"

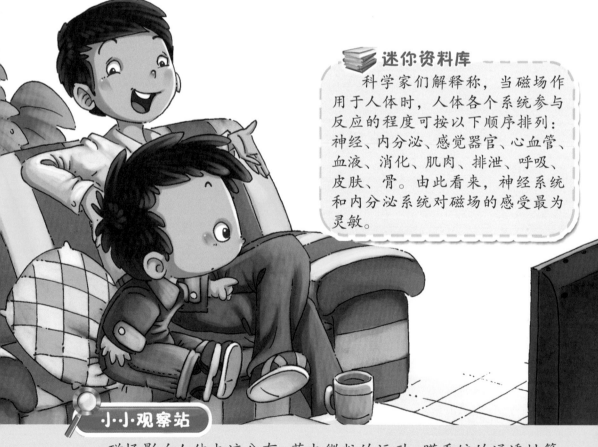

迷你资料库

科学家们解释称，当磁场作用于人体时，人体各个系统参与反应的程度可按以下顺序排列：神经、内分泌、感觉器官、心血管、血液、消化、肌肉、排泄、呼吸、皮肤、骨。由此看来，神经系统和内分泌系统对磁场的感受最为灵敏。

小小观察站

磁场影响人体电流分布、荷电微粒的运动、膜系统的通透性等，使人体产生一些细微的变化，促进血液及淋巴循环等作用。

人的血液为什么是红的？

奇奇和小朋友们玩捉迷藏，追跑的时候不小心摔了一跤，膝盖被磕破了，流出血来。奇奇很勇敢，没有哭。妈妈给他包扎的时候，奇奇问："我流出来的血为什么是红的？"

妈妈告诉奇奇："这是因为人的血液里有一种红细胞，红细胞里有红色含铁的血红蛋白，是它们使红细胞成为红色。血液里的红细胞特别多，在很小的一滴血液中，就有几百万个红细胞，血液有这么多的红细胞，也就变成红色了。"

迷你资料库

并不是所有生物的血液都是红色的，有一些软体动物和节肢动物的血液是蓝色的，这是因为这类动物的血液中含有血蓝蛋白。如：蚂蚱、蜻蜓的血液不是红色而是蓝色的。

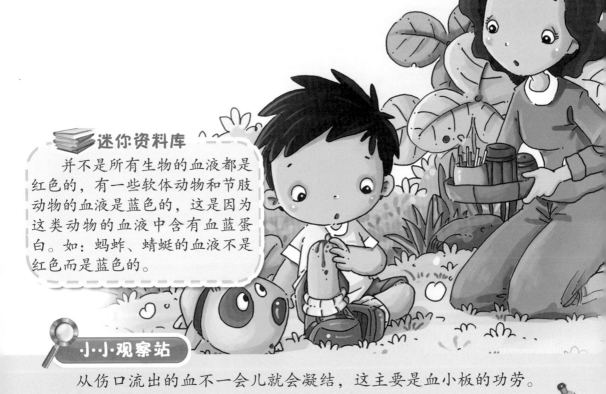

小小观察站

从伤口流出的血不一会儿就会凝结，这主要是血小板的功劳。

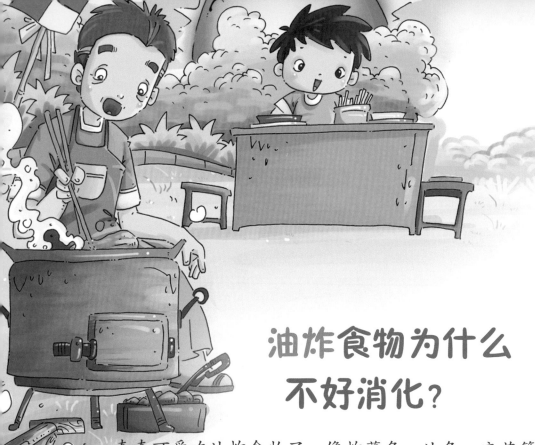

油炸食物为什么不好消化？

奇奇可爱吃油炸食物了，像炸薯条、油条、麻花等，一吃就很多。

妈妈对他说："油炸的食物香脆可口，但不易消化，一次吃得太多，或者吃得太快，都会给胃带来负担。食物的消化和吸收是一个复杂的过程。食物经过油炸以后，蛋白质和淀粉就比较难消化。而且油炸的食物因为比较硬，也会影响它在胃中的消化。"

迷你资料库

食物经过油炸以后，大部分颗粒被包在油脂里，减少了和蛋白酶或淀粉酶接触的机会，因此，这些油炸食物的蛋白质和淀粉就比较难以消化。

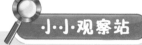

油炸食物的危害：油脂反复高温加热会产生有毒有害物质，大部分油炸、烤制食品，尤其是炸薯条中都含有致癌物质。

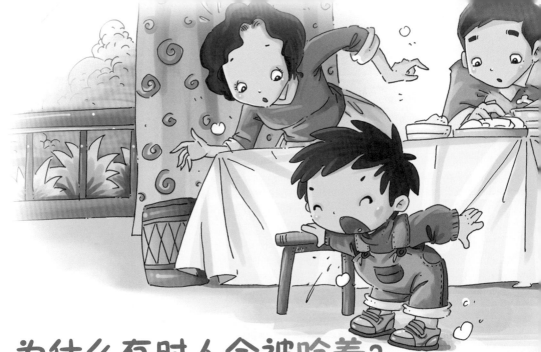

为什么有时人会被呛着？

吃饭的时候，奇奇一边吃一边说笑，不小心呛了一下。

妈妈告诉奇奇："人的咽喉部位是呼吸和进食的共同通道，而负责把呼吸道（气管）和食道分开的生理结构，是位于呼吸道上端的一块软骨，学名叫作'会厌软骨'。人在正常吃东西或喝水时，会厌软骨会本能地关闭喉口，使食物和水顺利进入食道而不是进入呼吸道。如果注意力分散，就会发生因会厌软骨没有及时闭合而将食物或饮水漏入呼吸道的情况，造成呛食、呛水等。"

迷你资料库

我们在游泳时有可能呛水，这时候不能惊慌，否则会吸入更多的水。呛水后应该调整呼吸，原地踩水，再把呛入鼻腔的水轻轻擤出来。

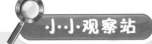

小小观察站

人吃饭或喝水呛了之后，都会剧烈咳嗽。其实，咳嗽是一个本能的保护性动作，通过咳嗽可以排出气管内的异物。

肚子饿时为什么会咕咕叫？

奇奇感到饿的时候，会听到肚子"咕咕"叫，奇奇也听人说"饿得肚子咕咕叫"。饥饿为什么会让肚子咕咕叫呢？

爸爸告诉奇奇："人饥饿的时候，胃部肌肉挤压胃内部的水和空气，就会发出'咕咕'的鸣叫声。"

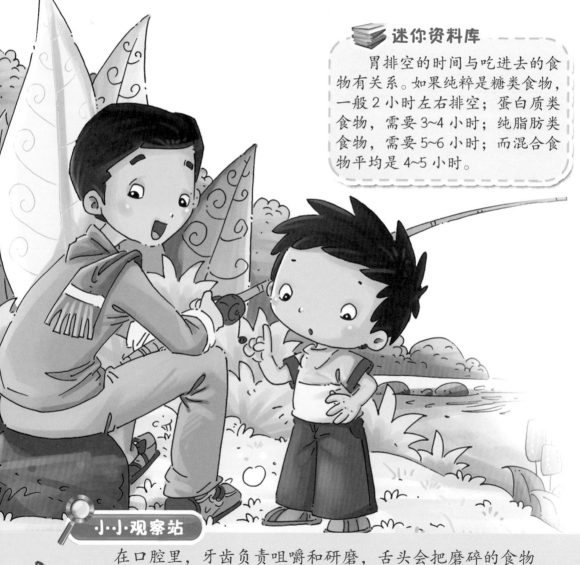

📚 迷你资料库

胃排空的时间与吃进去的食物有关系。如果纯粹是糖类食物，一般2小时左右排空；蛋白质类食物，需要3~4小时；纯脂肪类食物，需要5~6小时；而混合食物平均是4~5小时。

🔍 小小观察站

在口腔里，牙齿负责咀嚼和研磨，舌头会把磨碎的食物均匀搅拌。唾液里有淀粉酶，能把淀粉转化成麦芽糖。

大便为什么是黄色的？

奇奇发现了一个有意思的现象，不管我们吃的是红红的西红柿、绿绿的油菜，还是黄色的杧果、白色的米饭，排出的大便一般都是黄色的。

妈妈告诉他："我们吃进去的东西要经过消化，才能吸收其中的营养，排出残渣。在消化、吸收的过程中，我们的肝脏制造出含有胆红素和胆绿素的黄绿色胆汁，经过一系列化学变化，胆汁使粪便变成了黄褐色。"

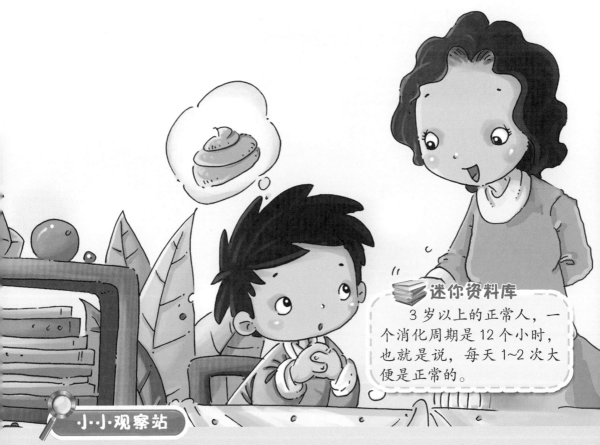

📚 **迷你资料库**

3 岁以上的正常人，一个消化周期是 12 个小时，也就是说，每天 1~2 次大便是正常的。

🔍 **小小观察站**

大便颜色很深可能跟吃的食物、药品、身体的疾病有关。比如吃了动物内脏、喝了药物、消化道出血，都会使大便的颜色改变。

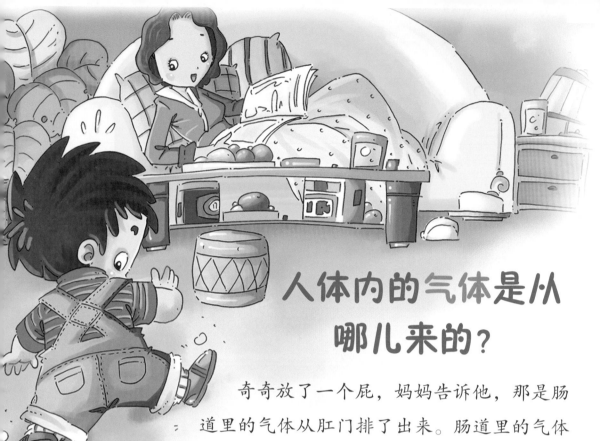

人体内的气体是从哪儿来的？

奇奇放了一个屁，妈妈告诉他，那是肠道里的气体从肛门排了出来。肠道里的气体是从哪儿来的呢？

妈妈告诉奇奇："人们进餐、喝水、吞咽时，都会把空气带入胃、肠。除了外来空气，潜伏在人体肠道内数以亿计的各种细菌，它们在帮助发酵、分解食物的同时，也会产生气体。这些体内产生的气体占胃肠道气体的30%～40%。"

迷你资料库

有科学家调查发现，每人每天放屁大约14次，每天释放的废气大约500毫升。

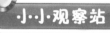
小小观察站

屁虽然臭，但放屁却是一种正常的生理需要，对人的健康有好处。一个人一天到晚不放一个屁，这对健康非常不利。

腿长时间被压为什么会发麻？

奇奇和小朋友在公园的草地上玩过家家，奇奇当爸爸照顾着"孩子"。奇奇跪在地上的时间太久了，站起来时觉得腿发麻，动不了了。他以为腿压坏了，吓得大叫起来。

妈妈告诉他，因为腿被压的时间长了，血液循环不好，腿部的供血不足，神经传导就会出问题。活动一会儿，血液循环正常了，腿部的神经传导恢复了，麻的感觉就会自然消失。

📚 迷你资料库

在人体内循环流动的血液，可以把营养物质输送到全身各处，并将人体内的废物收集起来，排出体外。

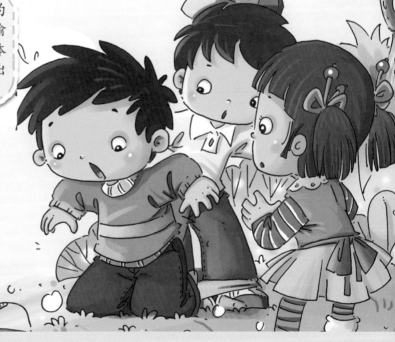

🔍 小小观察站

手脚发麻是经常会出现的症状，如蹲得太久，睡姿不对，一般会很快消失。但如果发麻的时间超过一天，就应该去看医生了。

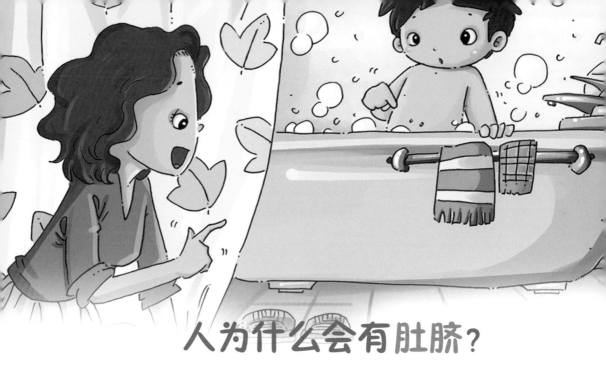

人为什么会有肚脐？

奇奇洗澡的时候注意到自己的肚脐。这个肚脐没什么用，可是为什么每个人都有一个肚脐呢？

妈妈告诉奇奇："胎儿是在妈妈肚子里生长发育的。小宝宝所需要的氧气和营养物质，通过一根脐带输送，脐带的一端连在宝宝的肚子上，另一端连着母亲体内的胎盘。母亲就是通过这根脐带，把营养物质和氧气输送到胎儿体内。宝宝出生后，脐带就失去了作用，所以脐带就被剪下来，连着宝宝的一截几天以后会自然脱落，于是，肚子上就只留下了肚脐眼。"

迷你资料库

如果肚脐眼里有异味，那可能与清洁不当有关，要注意及时清洗。注意不要用手指挖，以免挖破皮肤造成感染。

小小观察站

肚脐是身体上一个柔弱的地方，平时要注意保护，不要让它受凉，也不要用手去抠。

蹲久了站起来为什么会头晕？

奇奇坐在地上玩拼图游戏，妈妈过来帮忙。妈妈蹲在一旁给他指导。不知过了多久，妈妈站起来时，头晕得厉害，站都站不稳了。奇奇摇着妈妈的手说："妈妈，你怎么了？"

妈妈休息了一会儿，告诉奇奇："人蹲着的时候，下肢弯曲，这时下肢的血管受到挤压，血液不容易往下流，下肢就缺血了。当久蹲的人突然站起时，下肢血管恢复畅通，血液就会大量地往下肢涌去。这样一来，大脑供血不足，一时得不到充足的氧气和营养的供应，人就会觉得头晕。"

迷你资料库

长时间蹲着，站起来的时候应该慢慢起身，这样就可以避免头晕。经常发生蹲起头晕的人，最好避免长时间蹲着，可以选择坐在矮凳子上，减轻下肢的弯曲程度。

小小观察站

蹲久了站起来造成的头晕很快就会消失。这种现象大都正常，不是贫血造成的。

41

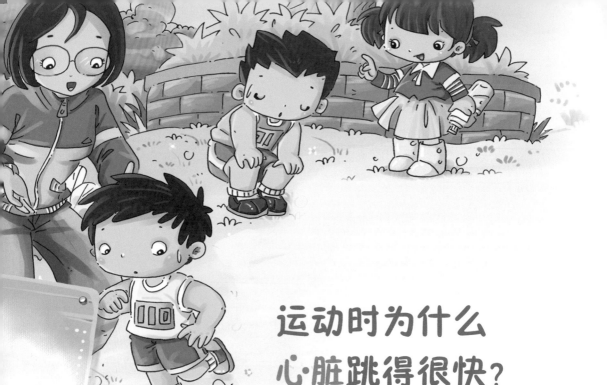

运动时为什么心脏跳得很快?

幼儿园举行运动会，奇奇参加了折返跑步赛，跑了一圈回来，奇奇的心咚咚地跳。

老师让他们先不要停下来，再慢慢走一会儿。老师说："人的心脏就像一个自动化的'血泵'，每一次心跳都向身体各部分输送大量含有氧气和养料的新鲜血液。运动的时候，身体对氧气和养料的需要量加大，心脏这个'血泵'便会自动加快工作速度和强度，跳得更快更有力，以便向身体各处输送更多的血液。"

📚 **迷你资料库**

人类的心脏通常每分钟跳动 75 次。如果一个人活到 70 岁，那么，他一生中心脏一共要跳动约 28 亿次。

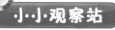

小小观察站

心脏跳动是指心脏有节奏地收缩和舒张。收缩时用力把血液挤压到全身，但舒张时却不用费力，所以心脏正常搏动时不会觉得累。

人为什么热了会出汗?

夏天天气特别热,奇奇从幼儿园走回家,身上出了好多汗。奇奇很奇怪,为什么冬天的时候人就不容易出汗呢?

妈妈告诉奇奇:"出汗实际上是人体在降温。当一个人大量出汗的时候,可以通过汗水蒸发带走身体多余的热量。这样,尽管天气很热,只要一直出汗,体温就不会随着气温一起升高。"

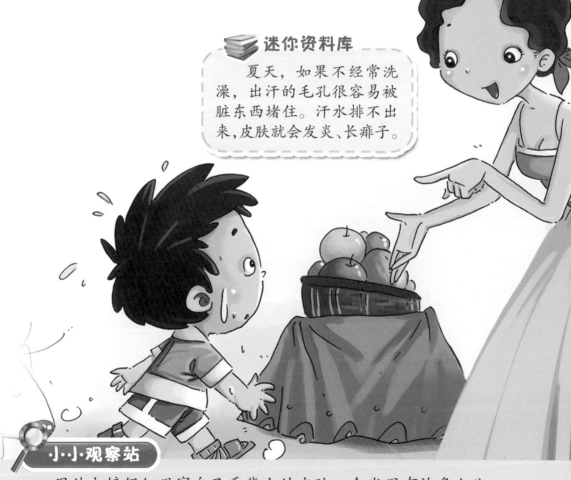

迷你资料库

夏天,如果不经常洗澡,出汗的毛孔很容易被脏东西堵住。汗水排不出来,皮肤就会发炎、长痱子。

小小观察站

用放大镜仔细观察自己手背上的皮肤,会发现有许多小孔。到了大热天,汗就是从这些小孔中冒出来的。

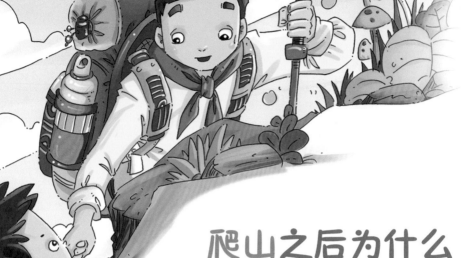

爬山之后为什么会又累又困？

终于等到爸爸放长假，奇奇跟爸爸一起去爬山。他们从早上开始爬，一直到下午才爬到山顶。从山里回家之后，爸爸和奇奇都又累又困，两个人在家里睡了整整12个小时。

爸爸给奇奇解释："人们做了长时间的运动，身体中的高能物质被消耗了，又来不及补充，所以人就会感到又累又困。"

迷你资料库

剧烈运动过程中，血液对肌肉所需要的氧气供应不足，导致体内的葡萄糖分解不够充分，产生了乳酸。乳酸一旦堆积，就会造成人体轻度的酸中毒，更增加了疲倦的感觉。

小小观察站

剧烈运动后肌肉酸痛是因为肌肉运动超过了它所能承受的运动量，一般情况下过两三天就好了。

被蚊子咬了为什么又红又痒？

夏天的早晨，奇奇发现胳膊起了好几个大疙瘩，又红又痒，忍不住要抓。妈妈说这是蚊子咬的，可以涂一点花露水。

妈妈告诉奇奇："蚊子吸人血的时候，因为人的血液很容易凝固，所以蚊子把尖尖的嘴插进人的皮肤后，会先向皮肤里注入唾液，这种唾液能让血液不凝固。蚊子的唾液中含有刺激性物质，人对这种刺激有反应，所以会又痒又红，有时还会肿。"

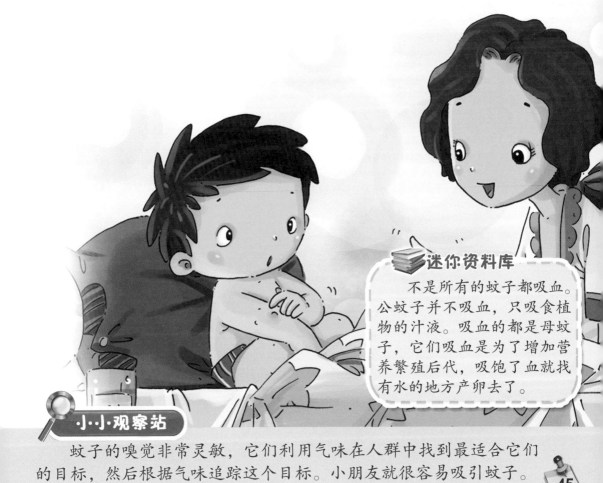

迷你资料库

不是所有的蚊子都吸血。公蚊子并不吸血，只吸食植物的汁液。吸血的都是母蚊子，它们吸血是为了增加营养繁殖后代，吸饱了血就找有水的地方产卵去了。

小小观察站

蚊子的嗅觉非常灵敏，它们利用气味在人群中找到最适合它们的目标，然后根据气味追踪这个目标。小朋友就很容易吸引蚊子。

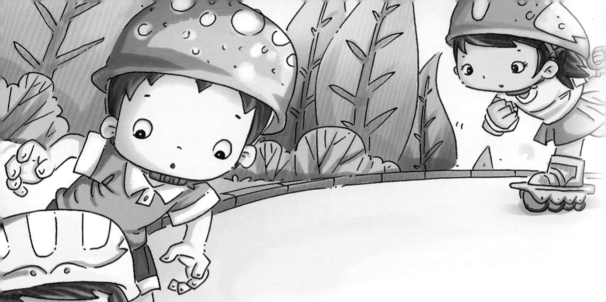

摔伤后,皮肤为什么会青?

奇奇和同学一起玩轮滑,不小心摔了一个大跟头,过后一看,摔伤的腿上青一块紫一块的。

妈妈告诉奇奇:"这些青紫是皮肤下血管破裂引起的淤血。因为皮肤没有破裂,血管里流出的血只好聚集在血管周围,而没有流出来。血液中的血红素在体内发生变化,所以,摔伤的地方就变得青紫了。"

迷你资料库

血红素也叫血红蛋白,存在于血液的红细胞中,主要功能是输送氧气到人体的组织和细胞,带走一部分二氧化碳,帮助身体新陈代谢。

小小观察站

我们的小腿正面和手臂外侧脂肪比较少,磕碰之后,皮下组织的血管最容易破裂。

为什么伤口碰到盐会痛？

奇奇磕伤了胳膊，妈妈给他处理伤口。家里的医用双氧水刚巧用完了，妈妈就用淡盐水来消毒。妈妈告诉奇奇可能会有点疼。伤口一接触盐水，奇奇就疼得叫起来。奇奇不明白为什么会这么疼。

妈妈说："因为人的皮肤下面有非常丰富的神经纤维和各种各样的感受器，负责感受触觉、痛觉和温觉。当皮肤上有伤口时，这些神经纤维露在外面，被盐刺激，就会感到非常疼。"

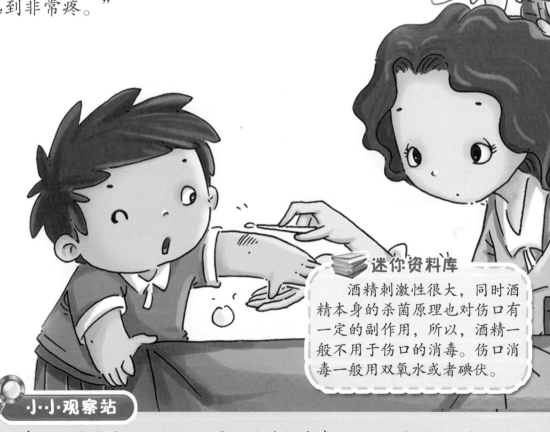

迷你资料库

酒精刺激性很大，同时酒精本身的杀菌原理也对伤口有一定的副作用，所以，酒精一般不用于伤口的消毒。伤口消毒一般用双氧水或者碘伏。

小小观察站

身体如果被磕伤、碰伤，就要及时进行消毒处理。如果处理不当，可能会引起伤口出血、感染、化脓，严重的话会得破伤风而危及生命。

看见好吃的为什么会流口水？

妈妈做了红烧肉，奇奇闻到香味就开始流口水了。奇奇有点不好意思，觉得是不是自己太馋了。

妈妈解释说："流口水也不是因为嘴馋。我们看到、闻到好吃的东西时，就会把这个信息传给大脑，大脑经过反应，发出了让唾液腺分泌唾液的信号。这时，唾液腺开始分泌唾液，我们的嘴里就会流出口水了。"

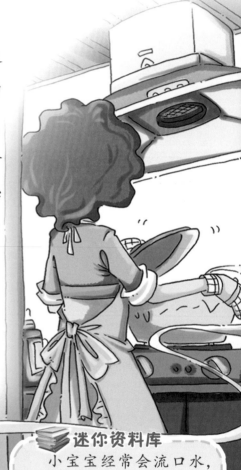

迷你资料库

小宝宝经常会流口水，这是因为宝宝长出乳牙时牙龈轻度肿胀，刺激牙龈上的神经，使唾液分泌增加，宝宝因为不能及时吞咽唾液，所以口水流出口腔外。

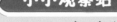 小小观察站

人一想到酸的东西就会流口水，这是一种条件反射。因为以前吃过酸的东西，人们想起吃酸东西时的刺激，就会流出口水。

人为什么要睡觉？

有一段时间，奇奇晚上贪玩不爱睡觉。当他玩得正高兴时，妈妈让他洗脸睡觉。他就缠着妈妈问："我为什么要睡觉？"

妈妈告诉他："人要睡觉是一种生理反应，是大脑神经活动的一部分。睡觉可以消除人的身体疲劳，也可以消除人的精神疲劳。在人的一生中，大约三分之一的时间是在睡眠中度过的。刚出生的婴儿每天几乎要睡 20 小时，成年人每天至少也要睡 6 小时。"

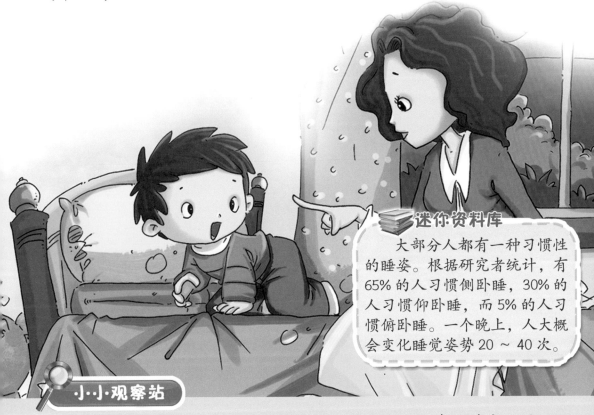

迷你资料库

大部分人都有一种习惯性的睡姿。根据研究者统计，有 65% 的人习惯侧卧睡，30% 的人习惯仰卧睡，而 5% 的人习惯俯卧睡。一个晚上，人大概会变化睡觉姿势 20～40 次。

小小观察站

睡觉前喝杯牛奶能使人睡得更香甜，小朋友可以在睡前半小时喝杯牛奶或喝杯水，这可以补充身体夜间需要的水分。

人为什么会做梦？

奇奇最近总是做梦，有时候梦见被人追赶，有时候梦见伤心的事会哭醒。奇奇感到很奇怪。

妈妈说："俗话说'日有所思，夜有所梦'，梦其实就是大脑的活动。人入睡后，一小部分脑细胞仍然在活动，这时候，白天经历过、看到过或者想到过的事情就会在梦里再现。另外，外部环境和身体内部的一些刺激也会传到大脑里，引起大脑做梦。"

迷你资料库

研究人员用仪器进行测试发现，做梦不是人类特有的现象，鸟类和所有的哺乳类动物也都会做梦。

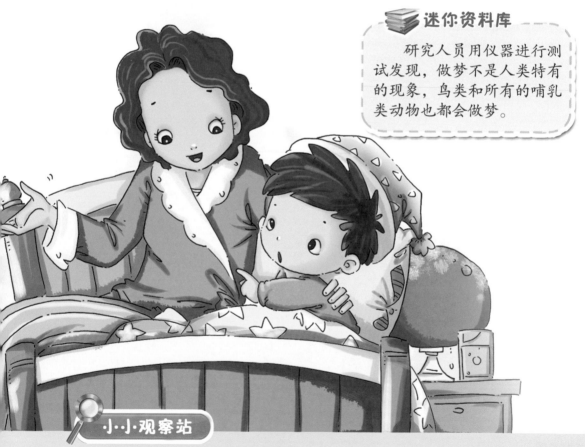

小小观察站

睡觉时，体内各器官的刺激和病理变化会引起梦中出现类似的情景，如大小便急了，便会梦见到处找厕所等。

为什么劳动时手上会起泡？

奇奇和爸爸一起去乡下奶奶家。上午，爸爸帮奶奶家翻地，到中午时，奇奇发现爸爸的手上起了几个水泡，奇奇不知道这是怎么回事。

爷爷告诉奇奇："这是由于不经常劳动，不习惯使用某一种工具而产生的。手上起泡有时是因为工具握得太紧，以致部分表皮随着工具移动与其深部真皮层脱离。这时局部皮肤受到摩擦，周围的血管充血，血液中的液体渗透到这部分的表皮下面，形成水泡。如果这时有毛细血管破裂出血，就会形成血泡。"

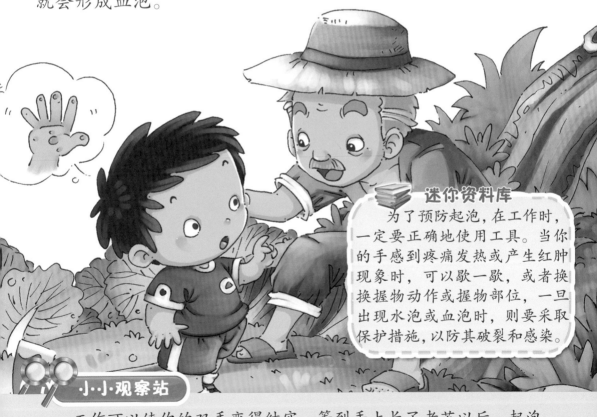

迷你资料库

为了预防起泡，在工作时，一定要正确地使用工具。当你的手感到疼痛发热或产生红肿现象时，可以歇一歇，或者换换握物动作或握物部位，一旦出现水泡或血泡时，则要采取保护措施，以防其破裂和感染。

小小观察站

工作可以使你的双手变得结实，等到手上长了老茧以后，起泡的现象就不会产生了。体力劳动者的手上长满老茧，就不容易起泡。

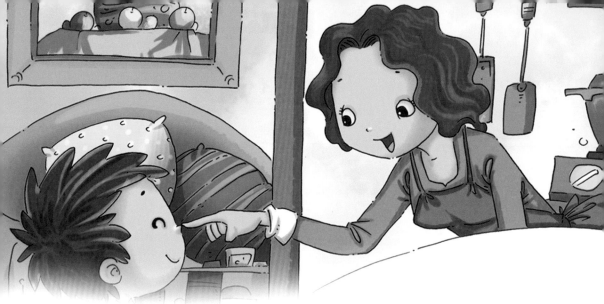

鼻子为什么能闻到气味？

一天早晨，妈妈给奇奇煮他爱吃的小米粥。结果，炉子上的火被溢出的粥扑灭了。奇奇闻到了一股奇怪的味道，赶紧告诉正在洗衣服的妈妈。妈妈冲进厨房，说："你的小鼻子怪灵的！"

经过妈妈的讲解，奇奇这才知道：鼻子是人类的嗅觉器官，鼻腔上方有一块嗅区黏膜，那里有大量的嗅腺。我们吸气时，空气中含有气味的微粒着落在嗅区黏膜上，溶解在嗅腺的分泌物中，就会刺激嗅区的嗅细胞产生神经冲动，这些冲动又经过嗅觉神经传到大脑中分管嗅觉的中枢，于是产生嗅觉。

迷你资料库

人的嗅区黏膜上大约有100万个嗅细胞，它们是嗅觉的感受器。每个细胞靠近鼻腔的一侧又有6万～8万根嗅毛向鼻腔生长，可以捕捉到任何气息。

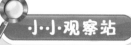

小小观察站

人的一生中，10～15岁是嗅觉最灵敏的时期，以后随着年龄的增长，嗅觉也渐渐变差了。

这是我的声音吗？

六一儿童节，奇奇参加幼儿园的庆祝活动，爸爸特地把整个过程拍摄了下来。看影像的时候，奇奇发现别人的声音都没变，可自己的声音有些奇怪，不像自己的。

爸爸解释说："你听到的自己讲话的声音和别人听到的区别很大。因为你的嘴向前发声，你的耳郭也是向前的，所以你听自己的声音，听到的是从对面传来的回声。而且还掺杂着你发声时口腔、鼻腔、脑腔中共鸣的混合响声。"

迷你资料库

当你说话的时候，声音会沿着两条渠道传播：一条是通过空气传播，这个传播途径上的声音会让别人听到；另一条是通过头骨传播，这个传播途径上的声音只会让自己听到。

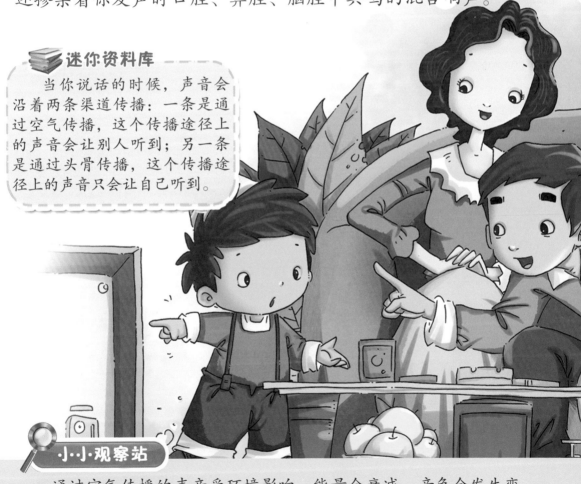

小小观察站

通过空气传播的声音受环境影响，能量会衰减，音色会发生变化。在进入他人的耳朵时，声音的能量和音色也会发生变化。

"十聋九哑"的说法正确吗?

在公共汽车站等车时，奇奇发现有几个人嘴里发出"啊啊"的声音，手上打着手势。妈妈告诉奇奇，他们是聋哑人，正在用手语交流。

妈妈说："民间有个说法，叫'十聋九哑'，有一定的道理。正常人说话时，时刻在用自己的耳朵监听自己的声音。孩子学说话时，也是边听边说的。当他发音正确时，马上得到肯定；当他说错时，就会被纠正。有的人生下来以后发生听力障碍，听不见别的声音，也就没有说话的意识，导致他们不会说话。"

迷你资料库
　　手语是有听力障碍的人交流的一种工具。它根据手指和手势的变化模拟形象或者音节来表达一定的意思和词语。

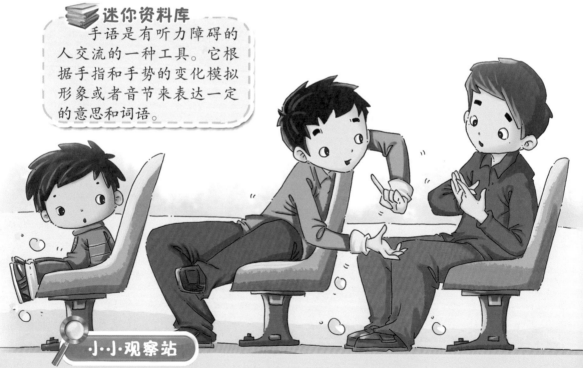

小小观察站

听力障碍不是很严重的人，可以通过佩戴助听器听到声音，同时经过一定时间的训练，听力障碍的人能够开口说话。

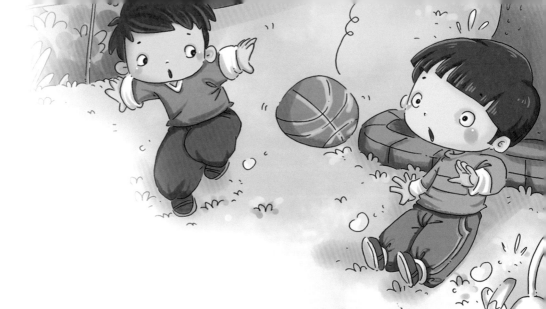

为什么受到惊吓会脸色发白?

奇奇和乐乐正在院子里玩,忽然砰的一声,一个篮球飞过来,落在他们面前,把他们吓了一大跳,原来是隔壁的哥哥不小心把球打飞了。乐乐吓得脸色发白。

晚上,奇奇问妈妈,为什么会这样?妈妈告诉他:"人在受到惊吓时,由于神经高度紧张,血管收缩,使得脸部供血不足,所以脸色就变白了。这是一种应激反应,人就是通过一系列类似的反应来适应强烈刺激,提高抵抗外界刺激的能力。"

迷你资料库

一般情况下,人受到惊吓的症状可以在很短时间内消失。如果小孩子受到惊吓,可以反复给他解释受到惊吓的原因,同时在情感上多给他一些安慰,他不久就可以恢复正常。

小小观察站

植物也有应激反应。比如,用手指触碰含羞草的叶子,含羞草就会把叶子收拢、垂下。

人害羞时为什么会脸红？

上课的时候，老师叫米米回答问题。奇奇发现米米脸上红红的，一副害羞的样子。晚上，奇奇把这个发现告诉了爸爸，问这是为什么。

爸爸告诉奇奇："脸红是受到了大脑的控制。我们的视觉和听觉神经，都集中在大脑里。当我们看到或者听到使我们害羞的事情时，大脑皮质刺激着肾上腺，分泌出的激素使脸部血管扩张，于是脸就发热发红了。"

迷你资料库

长期在高原地区生活的人，脸颊上会有两团红色。这种被称为"高原红"的红色，是面部毛细血管扩张造成的。

小小观察站

极度气愤时，人的脸不但会红，还会红一阵青一阵，有时转为苍白，这是肾上腺素在大量分泌，使血管收缩，交替充血的缘故。

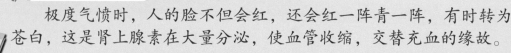

为什么我们站在高处会害怕？

奇奇和爸爸去黄山旅游，他们终于登上了山顶。可是站在山顶时，奇奇感到非常害怕，眼睛一直不敢往下看。

爸爸告诉奇奇："人在高处往下看会感到头晕、腿发软，这是因为人在高处的时候，会觉得有危险，由心理紧张引起生理反应，开始心跳加快，血管收缩，使得血压突然升高。短暂性的头晕目眩就是血压升高造成的。"

迷你资料库

如果我们站在高层建筑的室内就感到恐惧，那就有可能患有恐高症。恐高症的基本症状是眩晕、恶心，身体失去平衡，这时站在高处就非常危险。

小小观察站

有时候，站在高处感到恐惧主要来自人的心理反应。虽然我们心里清楚自己很安全，但就是没办法摆脱这莫名的恐惧。

旅途中人为什么会水土不服？

奇奇跟爸爸妈妈出去旅游，半路上，旅行团里的一个小朋友出现呕吐。他这是怎么了？

爸爸告诉奇奇："人的身体健康与自然环境有密切关系，自然界的各种因素对人体产生直接或间接的影响，如气候、声音、饮食习惯等。人有适应自然环境的能力，但当地理环境发生变化的时候，有的人会食欲不振、精神疲乏、睡眠不好，甚至腹泻呕吐、心慌胸闷，俗称'水土不服'。

这是因为身体对新的气候、水质、食物等条件不适应，这种情况大多发生在旅途中。"

迷你资料库

"水土不服"包括：从平原来到高原，由于空气稀薄、气压下降而出现的不适；从南方来到北方，由于温度、湿度的改变而产生的不适；从乡村来到城市，对噪声、灯光产生的不适。

小小观察站

在旅途中，经常有人会晕车，晕车也会引起呕吐。

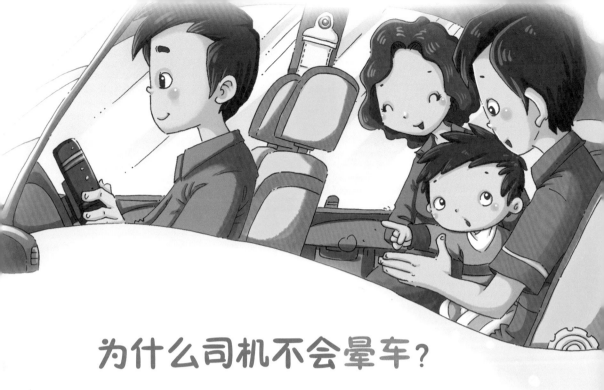

为什么司机不会晕车？

奇奇和爸爸妈妈到郊区玩，回来时为了节约时间，司机叔叔从小路抄近道送他们回家。有一段路很颠簸，奇奇和爸爸妈妈都有点晕车，奇怪的是司机一点也没有晕车。

爸爸告诉奇奇："司机不晕车，是因为他在开车的时候，总是在心理上预先知道了前方可能出现的情况，也知道车辆的控制方式，因此事先做好了心理准备，所以才不会晕车。"

迷你资料库

晕车是指乘车时，人体内耳前庭平衡感受器受到过度运动刺激，前庭器官产生过量的生物电，影响到神经中枢，使人出现冒冷汗、恶心、呕吐、头晕等症状。

小小观察站

一个人睡眠不足、饮食不当，或者心情不好、讨厌汽油味，都会造成晕车、晕船、晕机。

阑尾是没用的器官吗？

住在奇奇家楼下的大哥哥前几天急性阑尾炎发作，把阑尾切除了。没多久，奇奇就看见大哥哥在玩滑板，就像没受影响似的。奇奇听大哥哥说阑尾是没有用的器官，这是真的吗？

爸爸说："科学家研究表明，阑尾本身有丰富的淋巴组织，能分泌免疫物质，可以杀死会引起腹腔疾病的细菌，更能增强人体对癌症的抵抗能力。所以，不能说阑尾是没有用的器官。"

迷你资料库

阑尾是回肠与盲肠交界处的一条蚯蚓状突起，有时会发炎，称为阑尾炎。

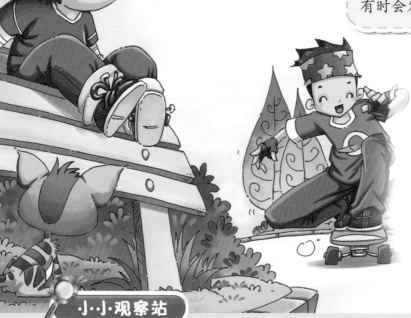

小小观察站

阑尾有时会发炎，如果病情很严重，就必须切除阑尾；如果情况不是很糟糕，可用药物消炎，不必切除阑尾。

左撇子是怎么回事？

奇奇发现幼儿园里有个同学做什么都用左手，妈妈说他是"左撇子"。为什么有人是左撇子呢？

妈妈说："这是目前科学界尚未解开的一个谜。有关研究表明：父母双方都是左撇子，其子女是左撇子的概率约是50％；而父母双方都是右撇子，其子女是左撇子的概率仅有2％。"

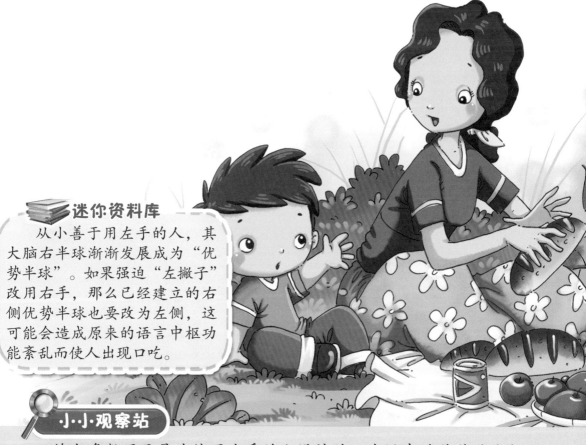

迷你资料库

从小善于用左手的人，其大脑右半球渐渐发展成为"优势半球"。如果强迫"左撇子"改用右手，那么已经建立的右侧优势半球也要改为左侧，这可能会造成原来的语言中枢功能紊乱而使人出现口吃。

小小观察站

绝大多数用具是为使用右手的人设计的，生活中的种种设施也几乎都是为使用右手的人准备的，这往往给左撇子带来许多不便。

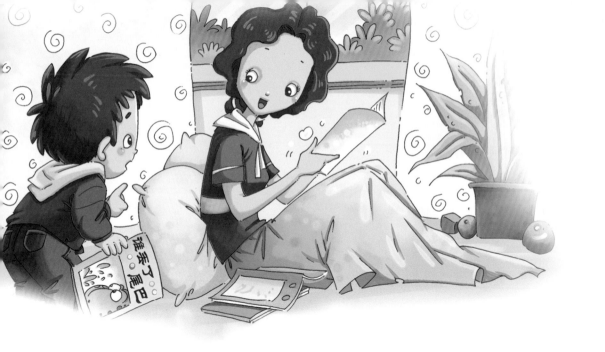

人的器官可以再生吗？

奇奇听了《谁丢了尾巴》的故事，知道壁虎的尾巴断了还可以再生，就问妈妈人有没有这种本领。

妈妈告诉他："有些动物身体器官分化不明显，再生能力也强。比如蚯蚓，切成两半还能存活，并且每半截都能变成完整的个体，壁虎的尾巴断了也可以再生。可人的胳膊断了就再也长不出来了。但是，科学家已经发现胚胎干细胞可以形成人体各种细胞，或许在不久的将来，人能实现器官再生。"

迷你资料库

人类的皮肤细胞、血液细胞、骨骼细胞可以自动再生。人类的心肌细胞、神经细胞基本上不能再生。

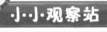

小小观察站

如果把海星撕成几块丢进大海，不久以后，每一个碎块都会长成一个完整的海星。

人生病时为什么要化验血和尿？

奇奇生病了，头昏昏沉沉的，妈妈带他去医院看病。医生仔细询问了奇奇和妈妈一些问题后，让他去化验血和尿。奇奇想知道为什么要化验血和尿。

医生解释说："人生病的时候，血液中各种细胞的数量会发生变化。比如：身体有炎症的时候，白细胞的数量会增加；贫血的时候，红细胞的数量和血红蛋白的含量会减少。人生病时，尿的成分也会发生变化。检查这些数据有助于医生对病情作出准确判断。"

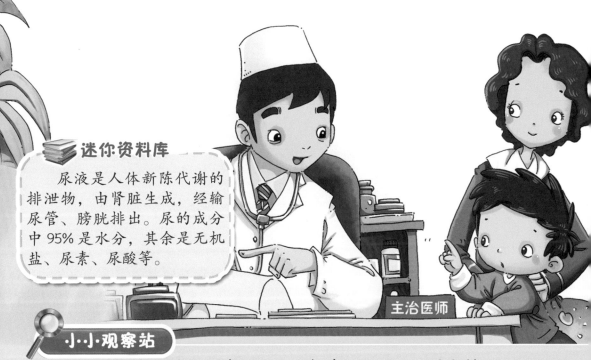

迷你资料库

尿液是人体新陈代谢的排泄物，由肾脏生成，经输尿管、膀胱排出。尿的成分中95%是水分，其余是无机盐、尿素、尿酸等。

小小观察站

平时从自己排尿的情况可以了解身体状况。尿量或排尿次数增多或减少都属不正常。如果尿尿的时候有疼的感觉，那就可能有炎症。

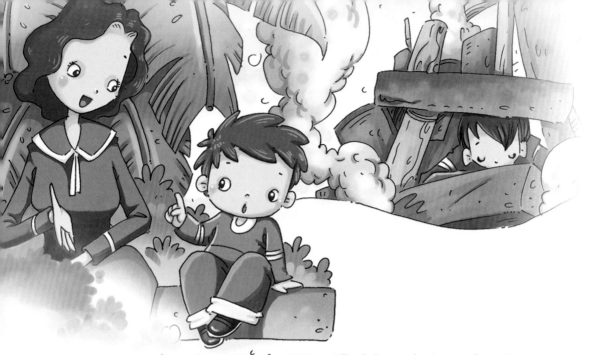

一个人不吃不喝能够活多久？

2008年四川发生了特大地震，有的人被埋在了废墟下面，后来，人们营救出了不吃不喝度过6天的幸存者。奇奇想知道人不吃不喝到底能活多久。

妈妈告诉他："专家认为，人类的胃在吃过饭后3个小时就排空了，之后人就会有饥饿感。如果在一定时间内没有补充能量，人就会出现头晕、没有力气、低血糖等症状。一般情况下，如果没有任何食物和水，一个普通人能维持3天的生命；如果只喝水，人能生存7天。"

迷你资料库

专家认为，一个人能在不吃饭只喝水的情况下活多久，决定因素在于人的健康状况和胖瘦程度。在人不进食3天之后，身体开始消耗原来所储存的脂肪，这时脂肪多的人活的时间就长。

小小观察站

一个人能在不吃饭只喝水的情况下活多久，很大程度上也取决于他的意志力。当人有强烈的求生欲时，很多奇迹就可能发生。

人类也可以克隆自己吗?

奇奇在电视上看到科学家在讲解克隆知识，他真希望能和一个与自己一模一样的人一起玩。这样的事情能做到吗？

妈妈告诉奇奇："科学家把人工遗传操作动物繁殖的过程叫克隆，克隆也可以理解为复制、拷贝。就是生物体通过体细胞进行无性繁殖，复制出遗传性状完全相同的生命物质或生物体。从技术上讲，科学家可以用人类的一个细胞复制出与提供细胞者一模一样的人。但是，由于克隆人可能带来复杂的后果，生物技术发达的国家，现在大都明令禁止或者严加限制克隆人的研究。"

📚 迷你资料库

1938 年，德国科学家首次提出了克隆哺乳动物的设想；1952 年，科学家首先用青蛙开展克隆实验；1996 年 7 月 5 日，第一只克隆生物绵羊在英国诞生。

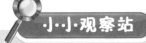

小小观察站

《西游记》里的孙悟空可以把自己的汗毛拔下来，变成无数个小孙悟空。这个富于想象力的情节，表达了人类复制自身的幻想。

吃鱼子会让小孩子变笨吗？

周末，妈妈做了好吃的红烧鱼。吃饭的时候，奇奇抢着要吃鱼子，奶奶拦住他说："老辈人都说，小孩子吃鱼子不识数，会变笨，你就不要吃了。"

爸爸给大家解释："鱼子有丰富的营养，其中含有大量的蛋白质、钙、磷、铁、核黄素和其他维生素，还含有胆固醇。这些营养素对人体，尤其是对儿童生长发育极为重要。所以，从营养的角度来说，小孩子吃鱼子是不会变笨的。老辈人关于'吃鱼子不识数'的说法没有科学依据。"

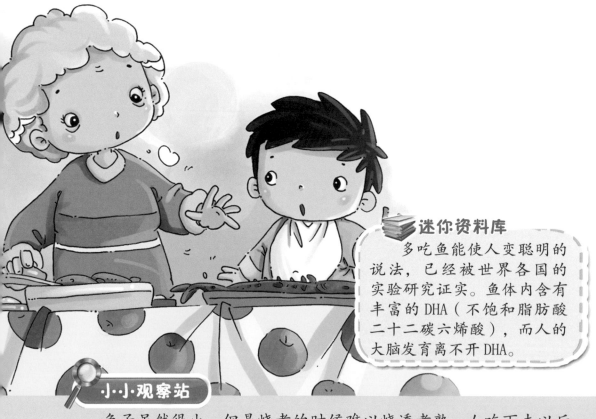

迷你资料库

多吃鱼能使人变聪明的说法，已经被世界各国的实验研究证实。鱼体内含有丰富的DHA（不饱和脂肪酸二十二碳六烯酸），而人的大脑发育离不开DHA。

小小观察站

鱼子虽然很小，但是烧煮的时候难以烧透煮熟，人吃下去以后也不容易消化，因此，有人吃了鱼子会消化不良，容易拉肚子。

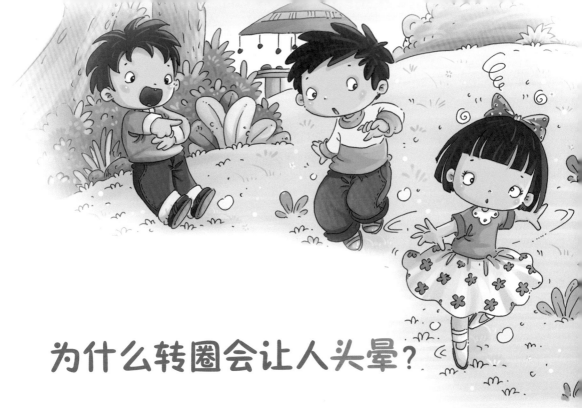

为什么转圈会让人头晕？

奇奇的同学贝贝穿了一条漂亮的花裙子，她高兴地转呀转呀，裙子的下摆全都飘了起来。转了一会儿，贝贝突然觉得头晕，晃悠悠地站不住了。贝贝为什么会头晕呢？

老师告诉大家："这种现象跟我们的眼睛有很大的关系。当人体快速移动，或者眼前有物体快速运动时，我们内耳里的平衡器就会受到刺激，平衡的感觉被打破，我们就会感觉到眩晕。"

迷你资料库

当人开始转圈时，平衡器官给大脑发出信号，告诉大脑这样的状态不适合人生存，所以，大脑就会产生一种眩晕的效果来阻止人的这种行为。

小小观察站

转圈头晕的情况可以通过后天的训练得到改善。比如舞蹈演员、花样滑冰运动员，他们连续转圈也不会头晕。

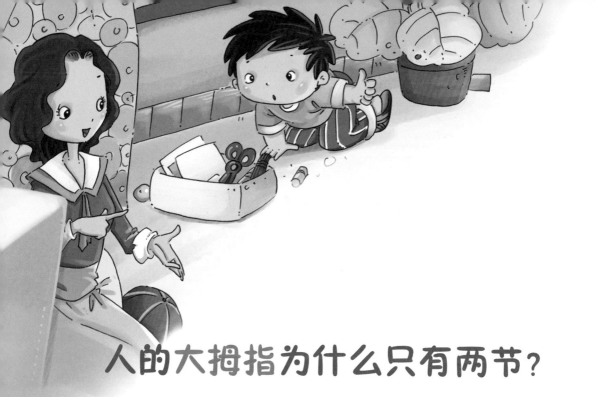

人的大拇指为什么只有两节？

奇奇在和妈妈做指偶游戏时，突然发现了一个奇怪的现象："我们的大拇指为什么和别的指头不一样？"

妈妈说："我们的大拇指只有两个指节，而别的手指都有三个指节。因为大拇指要配合其他手指来抓握东西，一个指节不够灵活，三个指节力量会减小，两个指节最适合抓握。"

迷你资料库

人是从古猿进化来的。古猿靠四肢爬行，大拇指（大脚趾）与其他四指（趾）分开，三节的指（趾）特别灵活，而两节的拇指（趾）用处却不大。后来，古猿进化为人类，开始直立行走，又学会使用工具，拇指变得粗壮有力，能与其他四根指头配合活动。

小小观察站

在人的十根手指中，用处最大的就是大拇指了。没有大拇指，人就完成不好抓握的动作。

我是从哪里来的?

奇奇这几天总是缠着妈妈问："我是从哪里来的？"这天吃过晚饭，妈妈对奇奇说："来，妈妈给你讲个故事。"

妈妈说："几年前，爸爸把一个叫精子的种子放在了妈妈的肚子里，妈妈肚子里有一个叫卵子的小宝贝。它们两个紧紧地抱成一团，成了一个受精卵。受精卵住在一个叫子宫的地方，9个多月过去了，受精卵长成了一个小家伙，他决定离开妈妈的身体，看看外面的世界，于是妈妈就把他生了出来。这个小家伙就是你！"

迷你资料库

精子的个头很小，肉眼几乎看不见，模样有点像蝌蚪。

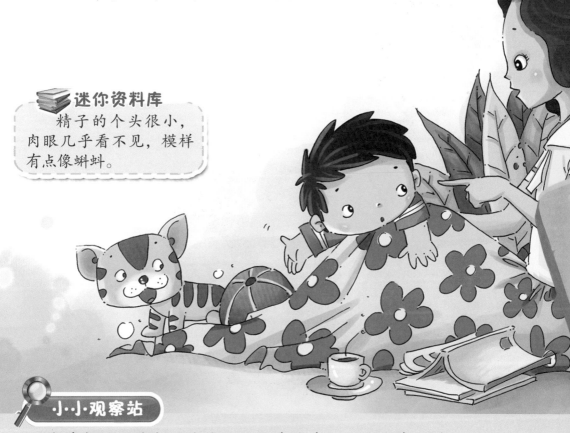

小小观察站

受精卵里，蕴含了爸爸妈妈的遗传基因。这些基因详尽地设定了孩子的容貌、生理，甚至某种遗传病，孩子就是按照这些特征成长的。

胎儿在妈妈肚子里怎么生活？

奇奇知道自己是从妈妈的肚子里生出来以后，又开始关心自己在妈妈的肚子里是怎样生活的。他想知道，那时候他怎么吃东西、睡觉、拉便便？

妈妈告诉奇奇："胎儿在妈妈的肚子里是生活在羊水当中的，羊水的浮力很大，所以胎儿很安全。胎儿生长需要的养料以及胎儿的排泄物，都通过妈妈的胎盘来输送。有一根脐带把胎儿和妈妈的胎盘连接在一起。"

迷你资料库

躲在子宫里的胎儿最怕妈妈心情不舒畅。如果怀着宝宝的妈妈长期精神忧虑、苦闷，不仅对胎儿发育不利，而且还会影响胎儿出生后心理、生理及智力的发育，宝宝的脾气会很不好。

小小观察站

胎儿8个月大时就会打哈欠、抓东西、吸吮手指、伸伸腿，高兴的时候还会动手又动脚。

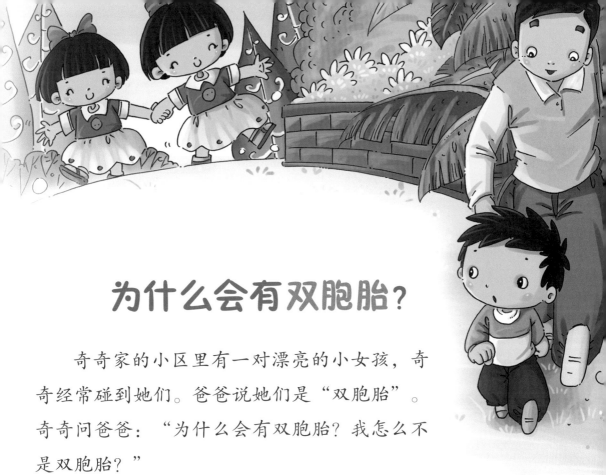

为什么会有双胞胎？

奇奇家的小区里有一对漂亮的小女孩，奇奇经常碰到她们。爸爸说她们是"双胞胎"。奇奇问爸爸："为什么会有双胞胎？我怎么不是双胞胎？"

爸爸说："双胞胎是妈妈怀孕时，同时怀上了两个宝宝。这两个宝宝有可能是同一个受精卵分裂生成的，也可能是两个受精卵同时发育的。科学家认为，异卵性双胞胎受家族遗传等因素的影响，而同卵性双胞胎纯粹是偶然发生的现象。"

迷你资料库

除了双胞胎，还有三胞胎、四胞胎、五胞胎等。他们可能像同卵性双胞胎那样，由一个受精卵分裂而来；也可能像异卵性双胞胎那样，由不同的受精卵形成若干胎儿。

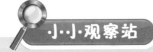

科学家统计，人类每89次生育中就会有一次双胞胎。

孩子为什么长得像父母？

奇奇的眼睛很漂亮，许多人都说他的眼睛和妈妈一样。还有人说，一看他的大耳朵，就知道是谁的儿子了。到底是什么原因让自己和爸爸妈妈长得很像呢？

爷爷告诉奇奇："有些基因控制人的长相。孩子的基因一半来自父亲，一半来自母亲。因为染色体是遗传物质的载体，每条染色体上有超过2000个基因。人体约有5万多个结构基因。基因这么多，配成不同的染色体结构，所以儿女和父母不完全一样，形成了又像父母又有自己特性的新的个体。"

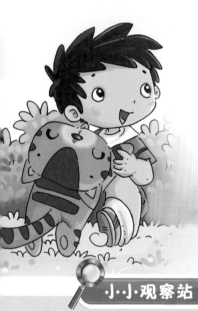

迷你资料库

人的肤色、下颌、双眼皮等相貌特征都会遗传。

小小观察站

决定身高的因素35%来自父亲，35%来自母亲，只有30%的主动权握在孩子的手里。这也是矮个子父母的子女个头大多不高的原因。

人为什么会有男有女？

爸爸是男的，妈妈是女的；幼儿园李老师是女的，传达室的爷爷是男的。奇奇想，人为什么会有男有女呢？

妈妈告诉奇奇："男女有区别是大自然的规律，不管是动物还是植物，都既有雌性又有雄性，既有阴性又有阳性。人类有了男和女，才能够生育小宝宝，哺育下一代。动物和植物也是一样的。"

迷你资料库

在人的遗传物质里，有一种物质叫染色体。在总数为46条的染色体中，有44条是男女都一样的，被人们称为常染色体。另外两条是性染色体，男性的为"XY"，女性的为"XX"。

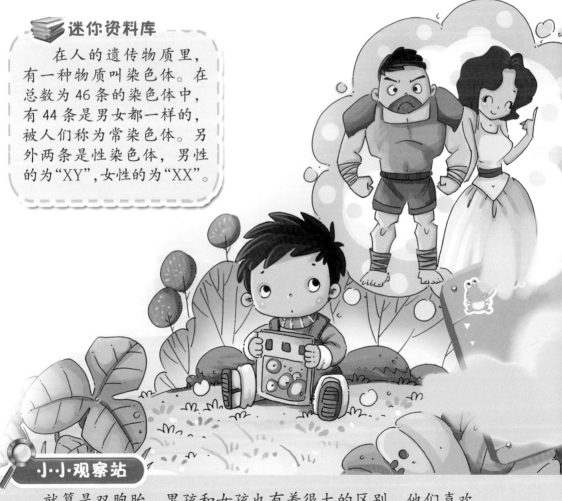

小小观察站

就算是双胞胎，男孩和女孩也有着很大的区别。他们喜欢的东西不同，爱吃的东西不一样，饭量大小也有差别。

为什么大多数的妈妈比爸爸矮？

六一节的时候，幼儿园搞亲子活动，小朋友们的爸爸妈妈都来了。奇奇发现了一个奇怪的现象，那就是自己的爸爸比妈妈高，北北的爸爸也比北北的妈妈高，这是为什么呢？

老师解释说："人的高矮是由下肢的骨骼决定的，男人的下肢骨骼比女人发达，所以男人一般比女人个子高。另外，女人一般在 19~23 岁就停止继续生长，而男人要一直长到 26 岁左右。"

📚 迷你资料库

近 20 年来，世界各国人口的平均身高每 10 年增长 1 厘米，我国 18～25 岁的城市青年，男子平均身高增加了 2.3 厘米，女子增加了 2.15 厘米。

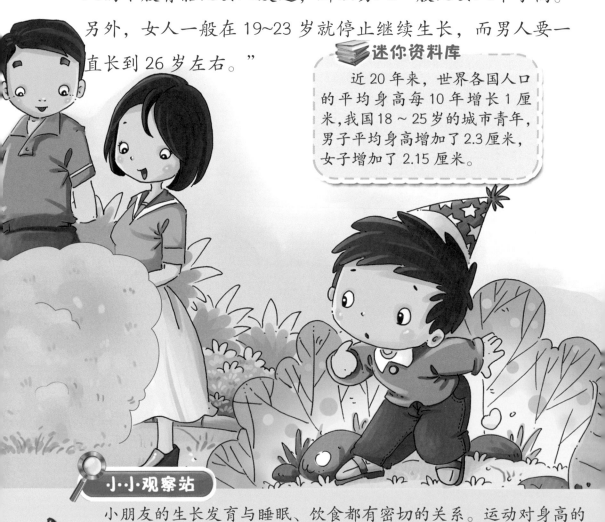

🔍 小·小·观察站

小朋友的生长发育与睡眠、饮食都有密切的关系。运动对身高的影响也是不可忽视的，跳绳、打篮球对身高的增长都是比较有利的。

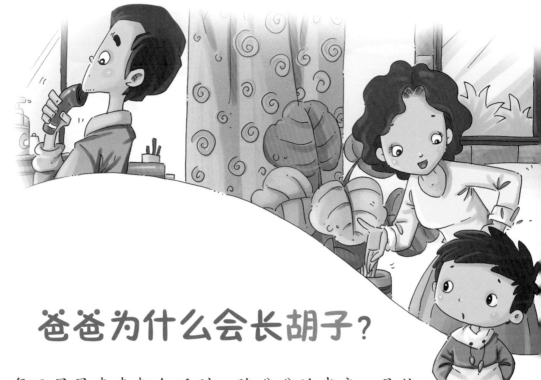

爸爸为什么会长胡子？

每天早晨奇奇都会听到一阵嗡嗡的声音，是什么声音呢？妈妈告诉他："是爸爸在用电动剃须刀刮胡子。"奇奇问："爸爸为什么要刮胡子？"妈妈说："因为爸爸的胡子总在长。"奇奇不明白："为什么爸爸非得长胡子呢？"

妈妈说："胡子是男人的特征之一，男孩子进入青春期以后，脸上细细的汗毛就长成了硬硬的胡子，这都是雄性激素起的作用。"

迷你资料库

青春期后的男性一般都会长胡子。胡子比头发长得快，这是雄性激素作用的结果。生殖机能越旺盛，胡子生长就越快。

小小观察站

人在呼吸时，会排出多种有害的化学气体，它们都可能滞留在胡子上；大气中的多种重金属微粒，也会在胡须上停留。

责任编辑：王旭霞

装帧设计：巢倩慧

责任校对：朱晓波

责任印制：汪立峰

图书在版编目（ＣＩＰ）数据

人体奥秘 / 闫宝华编著 . —— 杭州：浙江摄影出版

社，2021.1

（奇奇小问号）

ISBN 978-7-5514-2689-3

Ⅰ . ①人… Ⅱ . ①闫… Ⅲ . ①人体 – 儿童读物 Ⅳ .

① R32-49

中国版本图书馆 CIP 数据核字 (2019) 第 256437 号

RENTI AOMI

人体奥秘
（奇奇小问号）

闫宝华　编著

全国百佳图书出版单位

浙江摄影出版社出版发行

地址：杭州市体育场路 347 号

邮编：310006

网址：www.photo.zjcb.com

电话：0571-85151082

经销：全国新华书店

印刷：浙江兴发印务有限公司

开本：710mm×1000mm　1/16

印张：5

2021 年 1 月第 1 版　　2021 年 1 月第 1 次印刷

ISBN 978-7-5514-2689-3

定价：19.80 元

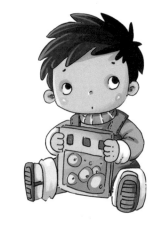